目　录

U0348812

01　数据驱动的大众医疗　　　　　　　　　　　　　　　　　　　/2

　　朱　岩　/　清华大学经管学院教授，清华大学互联网产业研究院院长

02　数据共享的未来医疗：打破孤岛，共创健康　　　　　　　　/4

　　郑　杰　/　树兰医疗集团总裁，《数字医疗》译者

重磅赞誉　　　　　　　　　　　　　　　　　　　　　　　　/7

01

数据驱动的大众医疗

朱　岩

清华大学经管学院教授，
清华大学互联网产业研究院院长

　　人体是我们最熟悉的物质形态，也是我们感觉最陌生的物质形态。人体就如同浩瀚的宇宙，迄今为止，我们对这部伟大"机器"的运作规律了解得还非常有限，很多问题现代科技还无法给出让人满意的回答，比如人的记忆存储在哪里？大脑并行计算的机理是什么？罕见病到底是哪里来的？科技在增强我们认知人体能力的同时，对人体机理的认知也在不断推动科技的进步。事实上，对生命奥秘的探索是人类科学研究永恒的热点。

　　在人类 6 000 年文明史中，我们大体上可以把这一探索过程分成东方和西方两条路径。西方从古希腊开始，从解剖学的视角，探索人体最基本的组成单元及其特性；东方在中国的三皇五帝时期，就开始把人看作宇宙的一部分，用系统论的方式形成了中医的科学体系。在大约400 年前，以笛卡尔还原论为代表的近代科学思想，让西方医学得到了快速发展，尤其是解剖学、微生物学、化学的发展，使得困扰人类多年的很多健康问题都得到了解决。西医的可度量性和直观性，让人们开始更倾向于西医。而中医因为与近现代科学融合不够，最近 100 年来对推动人体认知的作用不像西医那样明显。但近年来，随着人类科技认知边界的不断突破，中医的很多理论也逐渐有了实验技术的支撑，并证明了东方对人体的系统性认知是探索人体奥秘的另一条重要路径。

　　因此，东西方对人体科学的认知是互补的，都是在揭示人体在自然界中运行的各种规律。进入数字时代，有没有什么技术可以把东西方对人体科学的探索统一起来呢？**经过最近 20 年的探索，我们逐渐发现，这个联接东西方生命认知路径的桥梁就是数据和算法。**除大量医学设备所采集的人体数据以外，随着物联网的普及，人体自身的日常数据以及在自然界中的活动数据将被全面、真实地记录下来，从而实现对人体持续性、全方位的观测，以弥补现有医疗设备断面式观测的不足。数据时代，我们还可以获取更加丰富的人体所处自然环境、生活场景的数据，为分析人体系统的规律提供更多的角度、创造更多的方法。丰富的数据将会为中医理论提供强有力的支撑，同时也把人体的微观认知与宏观认知统一起来。

作为一名数字经济的研究人员，我看到《精准医疗》（*The Patient Equation*）这本书很受启发，作者的主要思想就是在努力通过患者数据拓展医疗服务的能力和范围，"探讨由数据和分析驱动的精准医学世界，从个体患者层面一直到全球人口层面"，进而"在合适的时间为合适的患者提供合理的治疗"。作者基于自身 20 年丰富的行业经验，分 5 个部分为我们展示了如何将数据用于医疗的方方面面，并建立符合每个个体特征的生命方程。本书的理念和方法充分体现了数据和算法在现代医学中的重要作用，书中的很多案例正是充分证实了东西方医学体系在数据层面的一致性，是我们基于数据视角思考人体系统未来认知路径的一个重要参考。

本书的翻译者何健博士多年来一直致力于东西方医疗理念和方法的融合，他所提出的功能医学理论体系，与本书所描述的基于数据的患者分析体系有很多共同之处。与何健博士的相识是在互联网经济蓬勃发展的年代，何健博士善于把互联网所带来的新理念应用到医学和健康管理领域，用网络思维把西方医学的微观研究与东方医学的系统研究结合在一起，从而能从本源上解决人类面临的很多健康问题。通过翻译这本书，何健博士也在建立数字功能医学的新架构，也期待他的这些研究成果能更多地造福每一个人。

对生命的探索永无止境，每个个体都是数据时代生命奥秘的探索者。**每个个体在面对无法摆脱的生死周期的时候，我们要摒弃盲目和恐惧，要认真记录和分析每一刻生命的数据，从而通过优化我们的行为，让每一个阶段的生命系统都维持其应有的平衡。**科技正在赋予我们越来越多的工具，用来记录和分析我们的生命过程。在这样的时代，大众会逐渐成为医疗的主导者，而不是被动的接受者；大众也会是推动生命科学进步的直接参与者。期待在作者、译者等有识之士的带领下，人类能尽快步入数据驱动的大众医疗新时代。

2024 年 11 月 10 日于清华园

02

数据共享的未来医疗：
打破孤岛，共创健康

郑 杰
树兰医疗集团总裁，
《数字医疗》译者

　　《精准医疗》是一部罕见的、展望未来医学发展的书。它由医学临床研究创业者格伦·德弗里斯（Glen de Vries）撰写，作为 Medidata 的联合创始人，德弗里斯先生在过去 20 年中，与全球顶尖的生物医药企业、医疗机构、保险公司、临床学者以及政府监管机构紧密合作，亲眼见证了医学的演进趋势，并从多个行业视角深入探讨了相关问题。

精准医疗与 5P 医学模式

　　书中提出的 5P 医学模式——预防性（Preventive）、预测性（Predictive）、个性化（Personalized）、参与性（Participatory）和精准性（Precision）——与本书内容高度契合。**精准医疗的核心在于，每个患者都有其独特的健康方程式，他们的"输入数据"具有个性化特征，因此"输出结果"也会有所不同。**通过提前构建这些方程式，我们可以更早地预防和预测疾病，从而提高生活质量。书中还提出了价值医疗和基于效果的付费模式，这是产业界多年来的呼声，但作者从社会和经济的高度，为我们提供了更深刻的见解。

　　医疗行业演变的背后，伴随着的是对人类生命本质的探索，以及人类科技——Technology 的迭代发展。正如经济学家布莱恩·阿瑟（Brian Arthur）在《技术的本质》和凯文·凯利（Kevin Kelly）在《技术要什么》中所讨论的那样，技术对人类的影响是指数级的。同样地，我个人也感受到最近科技对整个医疗与生命科学行业的影响正在进入一个指数级的拐点，尤其是在数据的丰富度、维度（不同尺度的表型）、深度和频度方面，这些都在以超越摩尔定律的速度发展。科技使得这些成为可能，变得经济实惠，甚至变得无形。还记得第一次手环的出现，到现在也不过十几年左右，如今穿戴设备以及智慧家居已经历了好几代的发展。既然今天多组学的深度与采样的频度均已大大提高，它们必然会对临床诊断、临床研究乃至患者的自主性带来深度的变革！因此，作者所描述的未来医疗，将是计算机、算法与患者、医生、科学家共同协同的结果，我对此表示高度认同。

从 EHR 到 PDT：AI 与医疗行业的协同新时代

书中还提到了一些与我近年来工作相契合的观点。例如，西奈山健康系统精准医疗执行副总乔尔·达德利（Joel Dudley）提出："人类是一个复杂的适应性系统，我们不能仅通过查看局部来理解整个人。"这是在医疗科普书中难得一见的"复杂适应性系统"的描述，我对这位副教授表示由衷的敬意。作者早期可能也没有预料到，Medidata 公司会被达索系统公司收购，而新公司的使命之一就是建立一个从分子到个体，再到群体层面的生命科学建模和研究平台。达索系统公司核心层提到的"虚拟孪生"技术，也是我近年来关注的方向。从患者的电子健康档案（EHR）到叠加了非医疗如穿戴设备数据的个人健康档案（PHR）、个人生命云（PLC，其因数据量更大，一个全基因组就可达 30GB 的数据量），最终到个人数字孪生（PDT），即从静态的个人健康数据到为每个人进行"精准系统建模"的阶段。这需要医学生物学、数据科学、系统科学（尤其是复杂系统）与计算科学的深度融合和跃迁。**只有当我们能够对生命进行建模时，医学生命科学才能实现质的飞跃。巧合的是，这也是本书作者的新使命。**我同样认同译者何健教授的观点，那就是作者可能低估了 AI 对医疗行业的革命性影响。患者个人大脑 + 医生大脑 + 计算大脑（Agent 智能体）的协同新时代，正在加速到来。

这是一个充满变革和想象力的时代。作为地球上唯一能思考"我是谁，我是怎么来的"物种，人类对自我的探索正在以前所未有的速度加速。许多定义正在被赋予新的含义和边界，包括什么是"健康、有质量的生活"。医疗保健的普惠性和经济性对一个国家来说至关重要。精准医疗的目标就是弄清楚如何在最合适的时间，为合适的患者提供合适的治疗；哪些应该干预，哪些不应该干预；如何将前沿的临床研究和新技术更快速地反馈、更新到旧的临床路径中，甚至使用贝叶斯方法提高效率，使普罗大众更快地受益。书中对这些问题进行了精彩的阐述。

数据共享与医疗健康

与许多其他作者一样，本书在探讨医疗健康数据时，反复提到了如何打破数据孤岛，以及患者数据的完整性、跨患者的群体临床研究与机构间的科研数据共享。我在过去10年中所在的研究院建立的OMAHA联盟，也在中国医疗健康数据标准化和有效共享方面进行了探索，与作者有很多共鸣。**在一切以百姓的健康为最高目标的前提下，全世界越来越意识到，大规模、长期、多维度、高频度且高质量的健康医疗数据对一个国家乃至全球生命科学产业的研究至关重要。**中国的传统文化，尤其是中医文化，早已从天人合一的系统观中，为我们提供了许多价值观的指导。人类命运共同体、健康共同体都要求我们采取开放、包容、协作、共享的工作方式。即使在细分的临床研究领域，基于开放原则的思维也将大大加速成果的转化，更有效地让患者受益。

最后，作者在美国亲历的新冠病毒感染疫情与我们在中国的经历不同。但有一点是相同的，"平战结合"是所有医疗行业人士需要思考和准备的。从医院的硬件环境、医护人员的水平，到日常的家庭备药和健康科普，都体现了一个国家、一个民族的健康素养和治理水平。

健康是人类永恒的话题，医疗也是无国界的主题。感谢本书作者的探索和分享，以及译者的辛勤工作和精彩评论。我很高兴能提前阅读这本译著，从中获益和感触良多。

2024年10月19日

重磅赞誉

随着科技的发展，人体的变量被更多发现和更精准记录着，而算力的提升和算法的迭代，使得数据处理的深度，包括变量间相关性的建立，远超人脑的工作能力。本书介绍了精准医疗的价值，呈现了实践的进展和收获，更揭示了通往未来的途径。

曹峻洋

辉瑞中国首席医学事务官

本书作者的写作思路非常"数字化"，因此阅读本书时也会有进入数字世界的沉浸感。作者的职业对于接触数据的优势可谓得天独厚，但是更有价值的是他将这些看似繁杂的数据研究，用数字化的方式串联起来，让读者更加信服全息化的数据收集对于疾病诊疗的重要性。

何 健

中国医学科学院北京协和医学院教授，

北京协和洛奇功能医学中心主任

作为 Medidata 的联合创始人，格伦带着他在医疗数据和临床试验数字化领域 20 余载的丰富经验写就本书，将复杂的医学技术概念娓娓道来，刻画出一个前所未有的、令人热血澎湃的未来医学愿景——精准医疗将突破传统的"千人一方"的治疗模式，而"患者方程式"将成为精确诊断和定制治疗的核心方法。

李 威

达索系统 Medidata 及生命科学副总裁，

大中华区总经理，APAC 国际 CRO 业务拓展负责人

2024 年诺贝尔物理学奖和化学奖已经颁给了 AI 技术的推动者和使用者，代表一个新范式的开启。同样，医疗的范式也即将改变，我们将进入精准医疗时代。这个概念，不仅对于患者，对于医生而言，也是模糊的。精准医疗不只是基因技术代表的个性化，而且是通过数字技术和人工智能分析带来的对疾病和病程的理解。本书有助于我们一窥精准医疗的愿景和路径。

王小川

百川智能创始人兼 CEO，搜狗 CEO

医疗行业演变的背后，伴随着的是对人类生命本质的探索，以及人类科技——Technology 的迭代发展。人类命运共同体、健康共同体都要求我们采取开放、包容、协作、共享的工作方式。即使在细分的临床研究领域，基于开放原则的思维也将大大加速成果的转化，更有效地让患者受益。

郑 杰

树兰医疗集团总裁，《数字医疗》译者

东西方对人体科学的认知是互补的，都是在揭示人体在自然界中运行的各种规律。进入数字时代，有没有什么技术可以把东西方对人体科学的探索统一起来呢？经过最近 20 年的探索，我们逐渐发现，这个联接东西方生命认知路径的桥梁就是数据和算法。

朱 岩

清华大学经管学院教授，

清华大学互联网产业研究院院长

无论我们是否承认，这已经是一个基本事实：由数据和分析驱动的精准医疗，正在且已经成为医疗领域变革的关键力量。谁能执此领域的牛耳，谁就将在下一轮医疗竞争中赢得先机和主动权。而《精准医疗》一书的问世，恰好为先知先觉者开启了一条通向未来医疗的新航道，引领我们预见一个疾病诊治更加高效、人类健康更有保障的美好明天。

张智慧

《中国医院院长》杂志社执行社长，

中国医院绩效改革研究院院长

CHEERS
湛庐

精准医疗
The Patient Equation

[美] 格伦·德弗里斯　　　杰瑞米·布莱克曼　著
Glen de Vries　　　　 Jeremy Blachman

何　健　译

浙江科学技术出版社·杭州

未来的医疗将走向何方？

扫码加入书架
领取阅读激励

扫码获取全部测试题及答案，
看看数据如何塑造
更健康的未来

- 未来，算法能够预测我们可能患上的疾病不包括什么？（单选题）

  A. 骨折

  B. 抑郁症

  C. 癌症

  D. 阿尔茨海默病

- 目前的健康追踪器可以监控哪些数据？（单选题）

  A. 血糖

  B. 食物摄取量

  C. 活动数据

  D. 以上全部

- 通过基因测序，目前我们能够诊断出约（　）的癌症患者，针对
  其中约（　）患者，我们可能找到有效的治疗方法。（单选题）

  A. 40%；40%

  B. 30%；30%

  C. 40%；20%

  D. 20%；40%

数据技术为精准医疗时代铺路

何　健
中国医学科学院北京协和医学院教授
北京协和洛奇功能医学中心主任
美国大型功能医学检验中心前主任

　　人的健康状态与自身和周边很多因素相关，这是一个定性的认知。我从事功能医学已经几十年了，致力于通过全息化收集人体的数据以及人体所处的环境数据进行矩阵分析，找出疾病的根源和功能变化，从而进行更加精准的治疗。换句话说，功能医学就是探索数据之间定量的相关性。在生命科学领域，面对众多数据，最具挑战性的任务是如何找出数据之间，以及数据与疾病、症状之间的相关性。然而，现代西方医学临床指南针对疾病的数据收集能力非常有限，也就限制了疾病诊疗的效果。不知道数据之间的相关性，并不代表它们对于医疗没有价值。本书通篇都在论述数据与医疗的相关性，文中引用的数据及案例之多，实属罕见，让我在翻译与阅读中大开眼界。

近年来，关于医疗大数据相关性研究的报告有很多，但是数据零散化、碎片化、孤岛化、片面化都是这类研究所面临的问题，因此也很难就这一议题写作成书。本书第一作者格伦·德弗里斯（Glen de Vries）从事的学术和商业活动正是围绕生命大数据的，他对数据的理解有相当的深度，梳理的方法也颇具特色。数据本身是枯燥无味的，但加上案例，特别是成功的故事，就非常打动人了。将疾病案例与数据收集、分析和结论融合起来进行描述，诸如癌症、阿尔茨海默病等复杂的疾病，更易唤起人们对数据收集的极大兴趣。如今，我们看到慢性病高发，会察觉它与环境变化，包括现代工业化发展都有关系，一定还想知道具体与哪些因素有关，从而精准地避免患病。本书描述的案例在此背景下就非常有科普性、启发性。

本书引用大量文献为依据，论证看似不相干的人体健康数据对于疾病诊断治疗的重要性，并对此提出了很多新颖观点。人们在谈论生活方式、饮食、运动等数据对于疾病的重要性时，往往流于概念性陈述，缺乏数据支持，因此医生很难给予病人具体的指导。从功能医学角度理解健康与疾病的关系，恰恰需要人们将自我调整的因素变得量化且可执行。本书所提供的大量研究佐证无疑让很多概念得到了支持。比如所有慢性病在发生之前，都有漫长的功能下降过程，这个功能医学论述就得到了本书中大量的数据支持。我阅读和翻译此书时还有一个兴奋的地方，就是作者的观点与我多年前提出的功能医学组学论中的 LED（life style, environment, diet, 即生活方式、环境、饮食）组学极其相近。

今天，研究大数据的重要工具是数字技术，包括人工智能等。作者的写作思路也非常"数字化"，并非简单的推理模式。因此阅读本书时也会有进入数字世界的沉浸感。作者的职业对于接触数据的优势可谓得天独厚，但是更有价值的是他将这些看似繁杂的数据研究，用数字化的方式串联起来，让读者更加信服全息化的收集数据对于疾病诊疗的重要性。同样作者也犀利地指出，如果缺乏足够的数据支持，一些诊疗是有局限性甚至是错误的。当然历史的局限性让我们得以不断纠正过去的错误，在数据分析方面，不断发展的数字技术无疑正在帮助我们发现错误、纠正错误。这也是作者非常明确的观点。所以阅读此书的医学从业者会升起一种使命感，那就是找到更多的数据相关性，更加精准地诊疗疾病。

本书无疑为医学研究指明了一个重要方向，那就是数据在未来精准医疗中的作用。如果我们今天由于不了解数据背后的相关性就断定其是无关数据，那就会陷入多年来科学的误区，那就是"看不见即没有"。医学研究如果遵循传统的线性思维发展，那么在大数据问题面前将会一筹莫展。今天的数字技术，特别是人工智能技术，可以帮助我们分析并找到数据相关性。这类研究可以形象地比喻为"数据显微镜"，也就是通过数据相关性研究找到有效的数据指标。在这方面本书的说服力非常到位。

面对日新月异的科技进步，本书的观点也有其时代的局限性。如作者认为数字科技只是为医生提供辅助工具，而不会取代医生。现在仅仅是在本书创作五年后，数字科技突飞猛进，其速度已经彻底改变了人们对人工智能作为辅助工具的看法，算法已进入了挑战人类的智能阶段，当然也包括了可以独立进行诊疗。

在大数据时代，人工智能等数字技术不断涌现，本书无疑为数字技术在医学研究和临床实践中的应用提供了独具只眼的思路。数字化思维，特别是具有颠覆性的创新性思维，对于医学研究者大有裨益，因此我特别推荐医学生、数字技术专业的学生阅读此书，它可以帮助你为踏入精准医学时代做好准备。

2024 年 7 月 29 日

为了更长的寿命、更好的生活、更高的生存质量

　　大约 10 年前，我遇到了杰克·惠兰（Jack Whelan）。杰克是一名金融投资研究员，多年来，他每天从火车站走路到办公室，后来他发现自己走路越来越吃力，偶尔还会流鼻血，所以他去看了医生。结果，他被诊断出患有一种罕见的血液病——瓦尔登斯特伦巨球蛋白血症，他的生活从此发生了翻天覆地的变化。这种病在那时是不治之症（现在也一样），没有经过美国食品药品监督管理局（FDA）批准的治疗方法，一经确诊，患者预计只有 5 ～ 7 年的生存期。为了延长寿命，杰克接受了一次又一次的临床试验。前 3 次试验都失败了，而他在第 4 次试验中服用的一种药物产生了作用。多年来，这种药物一直在抑制他的病情的发展。

　　在这段经历中，久病成医的杰克成了一名"专家"，但更重要的是，对于本书所讲述的"故事"来说，他是一名**追踪者**。杰克坚持每周进行血

液检测，并记录了一系列生物标志物数据，如红细胞比容、免疫球蛋白值等。他希望在这些数据中找到答案，甚至在医生还未确认检测结果之前，他就想知道自己当前的治疗是否起效了。从一位医生到另一位医生，从一项试验到另一项试验，他将这个过程中产生的数据全部保存在 Excel 电子表格中。他希望能从这些关于他身体的数据中发现有价值的新信息，从而帮助自己活下去。

虽然像杰克这样勤奋且有主动性的患者很少见，但他并不是唯一一个。75 岁的机械工程师雷·菲纽肯（Ray Finucane）患有帕金森病，他开发了一个应用程序来追踪自己的症状，并尝试优化自己的左旋多巴剂量。[1] 戴维·法杰根鲍姆（David Fajgenbaum）博士患有卡斯尔曼病（一种罕见的淋巴结病），他使用自己的血液样本和相关软件，为这种病找到了一个新的可能的生物学解释，然后尝试了一种以前从未应用于治疗该疾病的药物，这让他的病情在过去的 6 年中得到了缓解。全球数以百万计的人，无论生病或健康，佩戴着健康追踪器或携带着能追踪大量健康数据的智能手机，这些设备收集到的数据的精细度是我们几年前无法想象的。

想象一下，有这样一个世界：我们把这些数据收集起来并进行分析，然后将其与我们一生中收集的所有医疗记录相结合，形成一些有价值的东西，这些东西能帮助我们延长寿命，提高生活质量，甚至有助于改变疾病流行的走势。

想象一下，像杰克这样的患者不需要在 Excel 电子表格中记录自己的身体状况，因为已经有系统和设备为他承担这项工作了。如果他在做这

[1] Peter Andrey Smith, "One Inventor's Race to Manage His Parkinson's Disease With an App," Medium (*OneZero*, May 22, 2019).

些事情的时候，能利用之前科学家、医生和患者的所有研究数据或实际经验，获得最有效的治疗方法、最关键的生活习惯以及他为战胜疾病和改善健康状况所需的最重要的信息，那将会多么美好。

再想象这样一个世界：无论是我们用传统医学测量方法追踪到的数据点，还是我们今天尚未认识到或还没有完全认识到的行为模式及异常分子，如我们的睡眠、认知、饮食或与环境相关的因素等。一旦我们从中检测到某些有用的东西，我们都会被提示采取行动，使用相关医疗设备或服用相关药物，或者改变我们生活方式中的某些方面，那将会多么便捷。

目前，我们只能被动等待仪器扫描显示出肿瘤体积增大或等到血液浓度上升到能被较简单的医学测试检测到的水平，才能采取下一步行动。但是想象一下，无论你是在与疾病做斗争，还是只是试图保持健康、高质量的生活方式，如果我们能更早地获得实时的、经过人群测试的、科学有效的、有意义的、可操作的建议，是否意味着更好的结果？

这就是未来幕后的算法将产生（实际上已经产生了）的作用，也是本书英文书名 *The Patient Equation*（直译为"患者方程式"）所包含的信息。杰克走在了他所处时代的前列，因为他知道，这些数据和他对数据的仔细追踪很重要。他的工程师思维告诉他，这些数据是解锁延长寿命的数字钥匙，并确保他能在合适的时间得到合理的治疗。

目前，世界上绝大多数人可能还没有完全准备好使用这些数据，但杰克无疑是一个先驱，他意识到许多因素与他的诊断和治疗有关，如从他的行为模式（如他走路时有多累）到其他看似不重要的医疗事件（如流鼻血）。他明白，比起仅依从标准医疗护理，更主动、更频繁地追踪自己的生物指标可能会使结果有所不同，并且他自己的"患者方程式"所包含的变量因素，比我们大多数人理解的要多。

杰克于 2017 年年底去世，此时距离他最初被诊断出患瓦尔登斯特伦巨球蛋白血症已经过去了 10 年。他在生命的最后几年中，成了一名演讲者、研究倡导者，鼓励更多的患者参与临床试验，并推动生命科学行业、一线治疗医生和最终接受护理的患者之间开展更好的合作。他知道，为了实现我所描述的医疗未来图景，以及为了发掘实现这一切可能的商业模式，合作是至关重要的。

我们正朝着精准医疗的未来奔跑——在合适的时间为合适的患者提供合适的治疗。我们在很多领域都取得了进展，如一些生命科学公司正在开发治疗癌症的细胞疗法、监测糖尿病的人工胰腺设备系统、帮助对抗神经系统变性疾病和优化营养的应用程序，以及可以追踪从心脏病到生育能力的各种可穿戴设备。一些技术公司正在创建筛选癌症治疗方法的算法。一些医院正在利用决策支持系统来帮助医生和患者评估治疗方案。但由于这幅图景错综复杂，因此我们所追求的很多东西仍是未解之谜。

我们像杰克一样，直觉地感受到答案就在那里，而且我们正在收集越来越多的数据，开发分析方法，以填补我们知识的空白，使未知之谜逐渐露出真容。我们所需的数据存在于很多地方：从我们的智能手机到医院的医疗记录，再到美国 FDA 用于批准药物和设备的临床试验数据。虽然它们并不总是井井有条、有统一的标准或易于使用，但它们确实存在。而且，这是有史以来我们第一次整理它们，使它们易于访问，也是我们第一次学习如何分析它们，并每天从中发现新的价值或新的应用。

这一切的关键在于幕后的算法，即如何将所有这些输入内容和所有数据转化为可操作的信息。精准医疗的理念将影响我们每个人，它们会以前所未有的准确性预测出每一种影响或可能影响我们生活的疾病，并为我们提供关于这些疾病现有的和未来可能研发出的治疗方法。

聪明且见多识广的患者在生病时，会寻找专家，也就是精通他们所患疾病的医生，这些医生拥有丰富的知识和经验。这样的患者会组建治疗团队，希望团队中的某位专家能通过直觉，结合他们的疾病特点及当前可用或可能适用于他们病情的治疗方法，或许再加上一点运气，将他们引向最佳治疗之路。精准医疗手段将把这种直觉转化为可靠的数字化见解，并将这些见解从主要医疗中心和顶级生命科学公司传递给世界各地的所有患者。

我们正处于生物和技术革命的交叉点，健康和医疗的数字化正成为现实。下一个突破性的治疗方法，或将致命疾病转变为慢性病的治疗方法，将由计算机、算法与患者、医生、科学家协作实现。

如果你是一名生命科学行业的高管，你很快可能不仅会启动临床试验来研发你的下一代药物或设备，而且会利用前所未有的数据集，来确保你正在研发的产品能最大限度地帮助患者，并提高你的利润。如果你是医疗服务提供者，你将不再仅仅依赖已被广泛应用的护理标准来为每位患者寻找最佳治疗方法。如果你是一名患者，你将比以往任何时候都能更深入地了解自己的健康状况，无论是现在还是将来。

在接下来的章节中，我将深入探讨由数据和分析驱动的精准医疗世界，从个体患者层面一直到全球人口层面。

在第一部分中，我将为你铺垫并解释精准医疗和数据分析的图景，看看我们是如何获得今天的成就的。我还将分享一个基本认知，让你了解医疗数据和患者方程式的基础知识，再看看在现有的各种数据流中，哪些数据流可能最有应用前景，以及研究发现的各种变量之间令人惊讶的关联。我还将带你用批判的眼光看待一些目前备受关注的医疗设备（包括可穿戴设备）、应用程序和治疗方法，以帮助你更好地分辨只是看起来酷炫的应用和真正有意义的应用，后者将有可能在全新的层面上影响患者和消费者。

在第二部分中，我将为你介绍一些个人和公司，他们已经在利用数据和分析来解决一系列疾病方面取得了进展，从急危重症（如细菌感染、败血症）到慢性病（如哮喘、糖尿病），从相对简单、独立的个体健康问题（如不孕不育）到更复杂的疾病（如癌症、罕见病），再到人口层面的问题（如预测流感）。这些案例将揭示出众多存在的可能性，以及精准医疗如何在如此多的层面上产生影响。

在第三部分中，我将谈论如何收集优质数据，以及如何用这些数据指导实际行动。从输入到输出，也就是从确保我们从高质量、可分析且可操作的数据开始进行数据分析或应用，以避免各种运算系统中出现"废进废出"的问题，到以患者真正可受益的形式呈现有用且可操作的见解，我将解释生命科学行业正在发生的变革，以及医学需要如何做出改变以充分利用这些新兴观点。我还将谈论不断变化的临床试验进程——研究人员会为患者提供仪器，创建更智能的研究项目，这些项目不断得到调整和优化，并从收集的每一条数据中获得足够多的证据……这些努力反过来会为投资公司和政府带来更多的回报，并更快地为等待治疗的患者提供新的治疗方法。此外，我还将介绍一些疾病管理平台。这些平台可以将信息输送到目标患者和护理者手中，同时创建良性循环，当我们预防和治疗各种疾病时，它们会不断产生新的数据和见解。

在第四部分中，我将探讨如何整合以上这些元素，实现真正的全球变革。除了医疗实践和个体患者的健康，我们还需要改变报销模式，创建更协调一致的激励机制和真正的合作，以产生巨大的全球影响。为了实现全人类健康状况的大幅改善，我们需要进行以下两方面的共同努力：医疗保健业务模型的演进，以及对整个护理过程中每个参与者需求的关注，包括患者、医生、付款方、研究人员和监管机构。

最后，我会分享我对即将到来的由数据驱动的未来的真切希望，深入讨论如何为医疗保健行业创造一个光明的未来，同时为患者带来更多的好处，这两者都是我们触手可及的。在生物和技术革命的交叉点上，我们有机会既能为患者创造价值，为他们创造更健康、更愉快的生活，又能为整个医疗行业创造更大的经济价值，因为精准医疗正在逐步改变治疗方法的研发、提供和应用的方式。

写作本书是基于我在生命科学行业 20 多年的实践经验和领导力，以及我对数据和数据驱动的医学的热情。我是 Medidata 公司的联合创始人兼联合首席执行官。我在 1999 年参与创建了这家公司，在为全球临床研究、药物研发和医疗设备公司提供技术和分析方面，公司一直处于世界领先地位。在 2019 年被法国工业设计软件制造商达索系统公司（Dassault Systèmes）以 58 亿美元收购之前，公司一直是纽约市最大的上市科技公司。接下来，我们将继续与全球超过 1 500 家药物制造商和生命科学公司合作，帮助他们研发并推出药物和设备。

本书是在我每天与公司高管进行对话的基础上构建的，我们的对话涉及以下问题：如何使用最新的设备，以便提升临床试验的水平；如何应对来自美国 FDA 不断变化的指导信息和复杂的法规；如何为医生提供工具，以改善他们治疗患者的效果；如何以更低的成本、更快的速度来发现、测试和营销新的突破性药物；以及如何在不断变化的世界中保持医学的蓬勃发展。

我在世界各地演讲，开始之前都会用到一个小技巧——我会询问观众，他们中有多少人身上戴着与医疗相关的设备，这些设备可以帮助他们或他们的医生管理疾病。观众以为我指的是胰岛素泵或心电监护仪之类的设备，所以举手的人并不多。然后，我会问他们，有多少人有智能手机？因为这就是我想强调的关键，至少在观众开始对未来了解得更加深入之前是这样的。实际上，我们都随身带着能改善医疗前景的强大设备，智能手机就是典型的例子，这些设备及其产生的数据正在彻底改变医疗保健行业。

了解精准医疗模式对整个医疗行业的每个人都至关重要：

对生命科学行业的高管和研究人员来说，他们需要理解如何创建、测试、部署和营销数字疗法，以及理解技术如何帮助他们更快、更高效地迭代和提供新的治疗方法。

对医生和其他医疗服务提供者来说，他们希望了解新的工具集如何帮助他们为患者提供更好的治疗或护理。

对医院高管和其他医疗服务机构的工作人员来说，他们在寻找新的方法，帮助他们以更低的成本实现更大的影响，并为团队带来突破性的进展。

对生物技术企业家和技术先驱来说，他们希望创造新一代药物和设备，并需要了解数据和后台算法如何帮助我们以前所未有的方式了解疾病。

对保险公司来说，他们希望了解数据如何促成新的支付方式和报销模式，并找到新的、性价比高的投保方案来改善投保人的健康，提高保险公司的利润。

对监管者和政策制定者来说，他们需要了解医疗保健领域非营利组织的发展可能对公共卫生产生的影响，包括如何更智能、更高效地进行医疗保健支出。

对患者权益维护者、非营利组织、学术人员和研究人员来说，他们需要关注疾病管理的新进展，以及数据如何影响未来的治疗方法和诊疗手段。

对关注生物技术领域的读者来说，他们可能想知道，苹果、谷歌、亚马逊等科技巨头是如何进入医疗保健市场，以及如何从各个方面颠覆这个行业的。

对患者来说，他们想要了解科技如何让他们对自己的病情和治疗拥有更多掌控权，并允许他们与医生合作，利用新药物和突破性生物技术改善健康、延长寿命。

而在新冠病毒感染疫情期间，我意识到本书中的观点变得越来越重要。精准医疗可以为我们在生命科学中所做的一切提供信息，随着我们迈向上文所描述的未来图景，我们将更加依赖它。我在本书最后一章中谈到了新冠病毒感染疫情，讨论了精准医疗在流行病的背景下是如何发挥作用的，以及世界将如何、应该如何、会如何前进。

随着我们不断完善诸多疾病的数学模型，变革性的影响将会真正产生。我们将能更准确地预测患者可能出现哪些状况，并进行更智能的干预，研发更智能的药物，制造更智能的设备。我们的最终目标不仅是让患者活得更久，而且要让他们在活得更久的同时，过上质量更高的生活，尽量避免不良的检验结果，并确保他们获得更高效、更有性价比的治疗方法。

走在医疗保健领域的前沿并取得领先地位，会带来巨大的商业优势，这使我们能更快、更准确地迭代和提供新的治疗方法，并且在坚持传统治疗医学原则的同时，能有效地应用新技术。在医疗保健领域寻找和应用下一个伟大的数字技术，是我们所有人面临的最大挑战。

目前，我们只触及了皮毛。《新英格兰医学杂志》（*New England Journal Of Medicine*）2017 年的一篇文章写道，"毫无疑问，算法将改变医学的基本思维方式""数据科学与医学的融合并不像看上去那么遥远"。[①] 该文认为，医疗保健系统并未做好充分的准备，无法满足新技术的需求，而医学教育"过时得离谱"，并且"很少在数据科学、统计学或行为科学方面对医生进行培训，而这些都是在临床实践中开发、评估和应用算法所需的"。本书试图填补这些漏洞，使行业中的每个人都了解最新情况，并揭示我们必须采取的真正关键步骤，以确保所有人都能拥有尽可能美好的未来。

---

① Ziad Obermeyer and Thomas H. Lee, "Lost in Thought—The Limits of the Human Mind and the Future of Medicine," *New England Journal of Medicine* 377, no. 13 (September 28, 2017): 1209–1211.

译 者 序　数据技术为精准医疗时代铺路

前　　言　为了更长的寿命、更好的生活、更高的生存质量

第一部分　预测医疗未来的工具　001

我们很难预测未来，但我们开始拥有预测疾病、预测药物效果的工具……我们可以利用数据提供更精确的治疗方案，将致命性疾病变为慢性病，将慢性病变为可治愈病症。

第 1 章　在我们治愈坏血病之前　003

第 2 章　精准医疗与患者方程式　019

第 3 章　智能时代：从手环到蓝牙心电图仪　049

第二部分　　**将数据应用于疾病诊疗**　　065

借助现有的工具，我们能做的事情将远超过去。从大规模的蛋白质组学分析到 RNA 测序技术，只要有样本，我们就能大幅度地提升计算分析能力。

第 4 章　　排卵追踪手环：帮助女性成功孕育　　067

第 5 章　　一口气、一滴血：用技术征服慢性病　　079

第 6 章　　用更精准的数据预测急危重症　　093

第 7 章　　未来癌症终结者：量身定制的疗法　　107

第 8 章　　用更丰富的数据，让罕见病患者重拾希望　　121

第三部分　　**建立更精准的医疗模型**　　131

当数字策略不仅仅是附加组件，不仅仅是进入市场的战略，而是开发过程中不可或缺的部分时，它们才最有价值。几乎每家制药公司都应该考虑的一点是，为他们正在研发的药物提供"数字伴侣"。

第 9 章　　像测量气压般计算疾病的治疗选择　　133

第 10 章　　失败的火星气候探测器：识别垃圾数据　　153

第 11 章　　进化中的临床试验：精准匹配等待的患者　　165

第 12 章　　是数字伪药，还是无所不能的数字疗法　　199

第四部分　　　**未来世界的医疗图景**　　　217

人工智能可以替代一些机械性工作，如测量血糖……这些事情可能会让医生感到无聊。即便如此，人工智能也不能取代医生。相反，它使医生有更多时间去思考、制定策略、进行更高层次的工作，而机器人和预测模型是无法做到这一点的。

第 13 章　　　医疗各行业协作，患者才有更好的未来　　　219
第 14 章　　　未来的报销模式：价值导向型医疗　　　231
第 15 章　　　医生和患者：决定医疗革命成败的关键　　　249
第 16 章　　　对疫情的反思：下一次我们应如何面对　　　265

结 束 语　　　穿越 N 维生命科学空间的迷雾　　　285
致　　谢　　　　　　　　　　　　　　　　　　　　　295

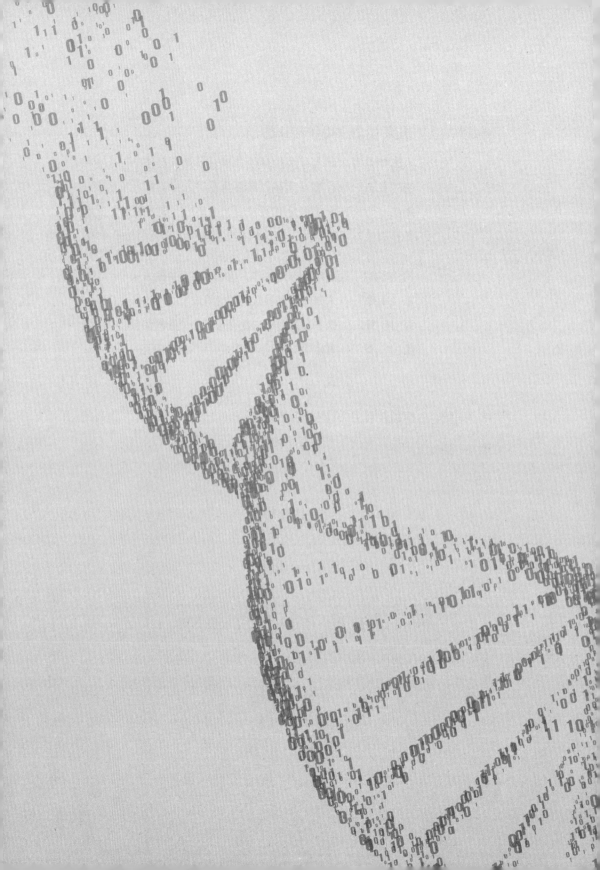

The Patient
Equation

●◗

第一部分

预测医疗未来的工具

The Patient
Equation

第 1 章

在我们治愈坏血病之前

基因

并不是决定命运的

全部因素

GENETICS

ARE NOT DESTINY

———

THE PATIENT EQUATION

我们对一个人了解多少呢？如果你穿越到古希腊时期，问希波克拉底这个问题，他可能回答得很简单：这个人体温是高还是低，体型是高大还是矮小，是活着还是死亡。但是，如果今天你问一位医生，他给出的答案就会复杂得多。如今有数千种医学检测手段，可以对一个人进行从内到外的全面检测，如血液化验、尿液分析、X 射线、多普勒检查等。我们可以使用各种系统，以及埃波克拉底（Epocrates）这类强大的医学参考应用程序，在线追踪检验结果。我们还可以进行基因组测序，也可以追踪一个人一天走了多少步。

将对一个人的所有观察信息进行分类十分重要，因为我们需要把它们当作解决患者问题的参考数据。无论是在古代还是在现代，这些观察信息都有不同程度的可信度和准确性。例如，医生对患者的行为和情绪的观察已有数百年的历史，而现在，我们可以利用电子设备对这些要素进行监测。这种方式既便捷又可靠，避免了人工观察的偏倚和耐力限制。当然了，希波克拉底也能计算一个人一天所走的步数，但是他计算的结果一定无法与现代运动计步器的精确度相比。

　　分类的第一步来自多数人在高中生物课上学到的知识：区分基因型和表型。在 19 世纪生物学家孟德尔利用豌豆的外貌特征进行实验之前，人类对遗传学几乎一无所知。直到大约 70 年前，詹姆斯·沃森（James Watson）和弗朗西斯·克里克（Francis Crick）通过对 DNA 的研究，揭示了基因信息是如何被储存和传递给后代的。由此，我们才开始理解遗传的机制。不过，虽然基因组在决定我们的健康状况上起着极其重要的作用，但它只是整个研究的起点。

　　相对而言，表型则包含了所有不存在于 DNA 编码中的人的可观察特性。一个人所有的特性以及他在世界中存在的方式，都属于表型的范畴，如头发的颜色、瞳孔的颜色、身高、体重等。对表型的观察甚至在希波克拉底时代之前就已经开始了。比如，古代的医生只需要用手触摸就能判断一个人是否发热。对于这种情况，我们应该称他们为"治疗者"，而不是"医生"，因为在医学被定义为一个结构化学科之前，人们可能就已经开始检查体温与治疗发热了。

　　这种观察方式至今仍在使用。比如，父母通过触摸孩子来判断他们是否发热，这类观察无疑属于针对表型的范畴，而我们的思维活动（认知），以及它们如何表现在我们的日常行为中，也都是表型的一部分。

　　随着时间的推移，测量表型的精确度不断提高。最初，人们通过触摸来检查人体是否发热，后来这一方法被体温计取代。现代的水银体温计或酒精体温计可以精确到 0.1℃。37.0℃被广泛接受为健康人体的正常体温。就现代的体温计而言，这个温度可以与 37.1℃或 36.9℃区分开来。而数字体温计可能更精确，能够精确到 0.01℃甚至 0.001℃。

　　这些数字化的读数呈现出更高的分辨率，是用来区分表型的另一个有用的维度。没有经验的人可能只能区分两种体温状态：没有发热和发热。熟悉计算机语言的人可以用二进制的 0 和 1 来表示这两种状态。有经验的护士、医生或父母能区分低热和高热，再加上低体温症（体温过低以至于无法正常进行生理活动），我们就得到了 4 种可能的测量结果。懂计算机的人会意识到，这不再是一个二进制位，而是两个数字位，每一位都可以是 0 或 1。如果我们想知道患者是否正在从发热状态（或低体温症）中恢复，可能需要使用液体体温计，以更精确地测量患者的体温。这样就能随着时间的推移，看到患者体温发生的具体变化。

在处理更复杂的疾病诊断问题时，如预测生育能力，我们可能需要更加数字化的方式。随着测量变得越来越准确，我们也需要越来越多的二进制位来存储这些测量结果，因为生物学与数字技术的融合，是与测量表型的精确度的提高紧密相连的。

从纳米到兆米

除了分辨率或精确度，我们还可以从尺度的角度去思考在一个人身上可获取的信息。首先，从微观层面来看，单一的原子组合形成了分子，这是我们目前能观察到的关于健康状况的最小单位。有前瞻性的人或粒子物理学家可能会预测，在未来可以利用亚原子级别的相互作用来预测和管理健康。这的确是有可能的，但是就目前而言，原子仍是我们在医疗领域可以观察到的最小单位。

我们可以从尺度在纳米水平的 DNA 开始观察。当基因处于开启状态时（引发一系列可观察表型反应的第一步），它们会被转录成 RNA。这个过程仍处于纳米水平。最终，这些基因会指导身体合成蛋白质、蛋白质复合物和细胞器，我们到达了下一个尺度的里程碑：大小为数十微米的细胞。图 1-1 描绘了表型尺度的演变过程。

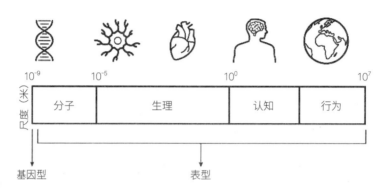

图 1-1　不同尺度的表型

接下来是厘米水平的器官。如果我们研究一下历史上表型的测量方式，就会发现，对数代人来说，器官都是可观察到的最低水平。据说，公元前 300 年左右的希腊解剖学家赫洛菲勒斯（Herophilus）是第一个进行系统解剖并逐步理解人体的人。[1] 他对心血管系统、消化系统、生殖系统等进行了详细的描述。

有些令人尴尬的是，2 000 多年后的今天，赫洛菲勒斯的成果仍在很大程度上决定着我们对医学专业的划分。医生要进行脑、心脏、肝脏等身体器官方面的专门研究并接受专业训练，也就是说，医学中的学科研究基本上仍然是以器官为基础的。如今，随着具有影响力的观察和医疗干预发

---

[1] Noel Si-Yang Bay and Boon-Huat Bay, "Greek Anatomist Herophilus: The Father of Anatomy," *Anatomy & Cell Biology* 43, no. 4 (2010): 280.

生在更小尺度的层面上，更小尺度层面专业化的必要性变得显而易见。当然，这并不是说某一个尺度比其他尺度更重要。毫无疑问，大脑及其复杂性完全值得我们针对其单独进行研究。但是，当我们观察癌症，以及纳米水平和微米水平的相互作用如何决定哪种治疗方式对不同的患者最有益时，分子、生物通路以及使我们能认识到癌症并非一种疾病而是多种疾病的专业化，都将变得至关重要。

保罗·赫尔林（Paul Herrling）教授曾在学术界和工业界担任多个重要职位，包括诺华制药的研究主管，以及 Medidata 公司的科学顾问。他告诉过我，进化是药物研发者的盟友。他的意思是，一旦身体中的分子机制通过进化过程表现出来，它们就会一次又一次地被重复使用。它们会在不同类型的细胞和不同的器官中执行相同的功能，有时还会执行不同的功能。这是生命科学家应该牢记的一点。这也意味着，一种对于治疗特定疾病特别有用的药物，可能在其他疾病的治疗中发挥其他作用。

试想一下，如果你没有任何工具，但你想要拧紧某款冰箱上的某个螺栓，你会怎么做呢？这听上去略显荒诞却相当有启发性——你最终会设计出一个能完成这项任务的工具，这就像研发一种药物来治疗某个器官中的某种特定癌症。根据螺栓的大小，你所创造的工具也能够拧紧（和松动）许多其他款型冰箱上的螺栓，甚至能用在其他许多物品上。同样，如果一种针对特定癌症的治疗方法能在某个病例中起作用，那么它也有可能用于治疗其他类型的癌症以及非癌性疾病。

我们再将测量的尺度扩大到身体的大小，也就是以米为单位。此时我们会发现，自人类诞生以来，人类能察觉的大部分事物一直都存在：人类的情绪可以被观察，人类的认知可以被测试，人类的行动可以被追踪。然而，从前这些表型都不能像现在这样被真正精确地测量。如果我们再扩大测量的尺度，不仅计算我们每天所走的步数，而且观察我们的认知如何驱动我们的行为，如去哪里、做什么，那么我们就会进入以千米为单位的尺度。有时，这个尺度甚至可以达到数百千米或数千千米。当我们再次扩大测量的尺度时，我们的思考或行为有时可能会影响整个社会、整个国家，乃至整个世界。

我们应该对这些不同层次的观察、不同的测量尺度保持开放的态度。我们需要看到比现代医学经常关注的基于器官的分类更小和更大的东西。西奈山健康系统（Mount Sinai Health System）精准医疗执行副总裁兼西奈山伊坎医学院（Icahn School of Medicine at Mount Sinai）遗传学和基因组科学副教授乔尔·达德利（Joel Dudley），在 2016 年 Medidata 的一次活动中谈到了这一点。他解释道，人类是一个复杂的适应性系统，我们不能仅通过察看局部来理解整个人。[1]

达德利说，根据症状和解剖结构来组织研究，就像通过阴影了解世界一样，是不正确的。我们必须利用数据重新定义我们对人类疾病的理解，这是至关重要的。比如，我们需要清晰地看到脑部疾病和皮肤病之间的交集。达德利坚定地认为，我们对身体系统之间的关系，以及由此对疾病之间的关系所做的假设，都已过时且不正确。他说，我们甚至还没有真正开始定义到底什么是健康。今天，健康被粗略地定义为没有疾病。而事实上，健康的真正含义有待进一步确定。

如果我们思考自赫洛菲勒斯以来的医学历程，会发现，实际上仅在几百年前，人类才开始在细胞层面上看待事物，这要归功于显微镜的发明以及对人体内微小构造的发现。在安东·范·列文虎克（Anton van

---

[1] Joel Dudley, Conference Talk at Medidata NEXT Event (November 2016).

Leeuwenhoek）于 17 世纪晚期观察到第一个活细胞和 1839 年现代细胞理论的发展（让人们意识到身体中的一切都是由细胞构成的）之间，临床试验开始出现。① 从那时起，人类才真正开始构建关于身体是如何工作的客观知识。

坏血病疗法的启示

1747 年，英国海军的外科医生詹姆斯·林德（James Lind）在看到一位又一位水手死于坏血病（在 1740 年的一次航行中，1 900 名水手中有近 3/4 的人死于该病）后，决定尝试 6 种治疗方案。② 他为 6 对病重的水手配制了不同的"药物"——醋、苹果酒、芥末和大蒜、海水、硫酸，而给另一对水手提供了两个橙子和一个柠檬。③ 最终，在这些水手中，只有食用橙子或柠檬的水手恢复了健康。④ 林德记录了他的发现，这被认为是历史上第一次有记录的临床对照试验，也同样经受了时间的考验。然而有趣的是，林德误解了自己的试验结果，他认为坏血病没有任何治疗方法，问题出在环境和饮食上。又过了 50 年，给水手们常备柑橘类水果，才真正消除了海上坏血病的问题，至少在有正常的水果供应时是这样的。

其关联性在于，正如我们一直以来在不断了解更多关于人体的知识一

---

① Paul Falkowski, "Leeuwenhoek's Lucky Break: How a Dutch Fabric-Maker Became the Father of Microbiology.," *Discover* magazine, June 2015.

② Milton Packer MD, "First Clinical Trial in Medicine Changed World History," Medpagetoday.com, August 15, 2018.

③ Jeremy H. Baron, "Sailors' Scurvy Before and After James Lind—A Reassessment," *Nutrition Reviews* 67, no. 6 (2009): 315–332.

④ Michael Bartholomew, "James Lind's Treatise of the Scurvy (1753)," *Postgraduate Medical Journal* 78, no. 925 (November 1, 2002): 695–696.

样，我们也一直在学习如何测试我们对人体的假设，如何开发有效的治疗方法，以及如何进行优质的科学研究。林德开始时的假设是零假设①：假设他给水手们的任何东西都不会改变他们的病情。而他的试验结果证明他的零假设是错误的。

这是设计良好科学实验的最基本原则，也是我们今天在处理精准医疗相关问题时必须做的。零假设告诉我们，开始时要假设我们所测试的内容没有统计学意义。我们需要设立如下假设：取多个观察结果，包括基因型和不同分辨率的表型，然后将它们结合起来预测疾病的发生、开发有效的治疗方法和任何有用的预防措施，并不会给我们提供额外有价值的信息。最后，就像林德一样，我们需要证明这个零假设是错误的。这样，我们就可以证明患者方程式的实用性，并确认它们在未来医学中的价值。

在本章和后面的章节中，我会讨论所有可能的新的数据来源、所有我们一直忽视的各种零碎信息，以便将它们纳入我们一直试图进行的高质量科学研究中。当然我们并不是有意忽视它们的，而是因为我们根本无法衡量它们，至少无法持续或严谨地衡量它们。然后，从零假设开始，我们的任务是找出那些真正具有附加价值的因素。我们需要确定可测量的新表型，以及它们能与传统表型和基因型测量产生何种组合，这将切实地有益于我们对疾病的理解，并证明这些新表型的重要性。

自林德时代以来，人类对人体的认知已经有了长足的进步，但仍然需要指出的是，我们的临床试验方法基本上没有发生太大的变化。过去没有完善的基础设施、网络连接和足够的信息，可以让我们以不同的方式思考研究方法，而现在我们已经具备了这些条件。我们可以从更多维度深入地

---

① 零假设，进行统计检验时预先建立的假设。——编者注

了解人体，奥秘就在于找出这些维度中哪些是真正重要的，以及它们的重要性体现在哪里。但是在这之前，让我们先回顾一下历史……

基因型的局限性

1953 年，沃森和克里克发现了 DNA 的结构，开启了现代遗传学的新纪元。这是一个重大发现，它将提高我们预测和治疗大量疾病的能力。在我看来，我们常常错误地认为，基因型是我们能获得的一个人最重要的信息。20 多年前，当人类基因组测序看起来可以开始大规模地处理任务时，人们轻率地认为，人们将能理解并治愈所有疾病了。人们认为，所有的一切信息都将存在于我们 DNA 的核苷酸中，即腺嘌呤（A）、胞嘧啶（C）、鸟嘌呤（G）和胸腺嘧啶（T）。我们只需要解码它们，就能迎来长寿和健康的未来。

1997 年的电影《千钧一发》（*Gattaca*）将当时社会中正在出现的基因决定论思想呈现了出来。[①] 电影中有"完美人"和"瑕疵人"两种人，前者的基因被精心设计至完美，后者的基因则任由其自然发展。完美人是特权阶层，而瑕疵人被边缘化，被剥夺机会，无法进入最好的学校和获得最好的工作岗位，几乎在所有方面都被认为是劣等的。然而在电影的结尾，如同许多好莱坞电影的结局一样，瑕疵人证明了自己才是更优秀的人……但这不仅仅是一个好莱坞式结局，也非常真实地说明了基因只能带人走这么远。电影中主人公的驱动力——他的认知及其引导的行为，在主人公的一生中证明了他成为宇航员的能力远比他出生时的 DNA 组成更为重要。

---

① David A. Kirby, "The New Eugenics in Cinema: Genetic Determinism and Gene Therapy in GATTACA," *Science Fiction Studies* #81, Volume 27, Part 2, 2000.

毫无疑问，基因型对我们身体的正常运行和整体健康非常重要。实际上，它是关于作为生物体的我们最重要的单一信息来源，也几乎是我们构成从分子生物学到行为学所有方面的主要基础（尽管不是唯一的）。DNA 序列中的单一变异可能会导致泰-萨克斯病等致命遗传病，而点突变可能会导致癌症。然而，如果我们从数学的角度看待我们对基因型与表型知识的掌握程度，以及它们随时间的推移产生的相对变化（见图1-2），我们就可以开始理解为什么以及在何种情况下，表型的重要性超过了基因型。

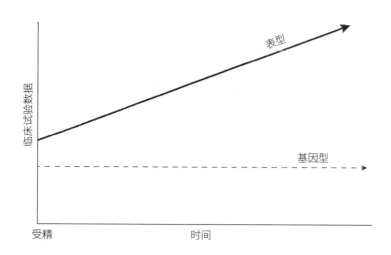

图 1-2　个体基因型和表型随时间变化的情况

如图 1-2 所示，尽管一个个体的表型会变得越来越丰富，且随着时间的推移，个体会积累越来越多关于自身的信息，但他的基因型却从未发生变化。从生命初始阶段开始，周围环境在将个体始终稳定的基因型转化为远比单一的 DNA 序列复杂得多的生物体方面，起着至关重要的作用。个体始于一个单细胞受精卵，然后分裂成两个细胞。这两个细胞中的一个最终会发育并成为头部的一部分，另一个则会发育成为脚。产生这种分化的最重要因素是受精卵内部的局部化学环境。

形态发生素是一种在细胞中以不同浓度存在的信号分子，它们是细胞分化的关键。在最初的受精卵中，形态发生素的浓度梯度（相对较高和较低的浓度水平差）及随着细胞持续分裂的相对浓度，决定了人在发育过程中身体前后、头足、内外的轴线。自此，环境之于个体内外的影响会变得越来越重要。

或许，下面这种说法有些极端：在你一生中的任何时刻，我从你的DNA（基因型）中获取到的关于你健康状况的信息，并不会多于当你还处于受精阶段时获得的信息。实际上，这种说法也并不是完全准确的，因为随着时间的推移，基因会发生突变。当一些细胞自然凋亡，其他细胞分裂和生长时，突变的增多可能会导致严重的疾病。但是，如果我们观察生命最初的DNA，也就是我们从父母那里继承的种系，就可以从中推导出一些信息。基于这些信息，我们可以预测哪些疾病可能会在我们一生的不同阶段影响我们。但随着时间的推移，这些推导和猜测并不会变得更加精确。因为在身体内外环境的变化下，包括生活在体内和体表的所有有机体——微生物群的基因型、堆积的表型、表型的影响以及它们如何演变都会对我们的健康状态产生极大的影响。

我们曾以为，遗传学能提供确定的判断，让我们从中获取有关自身的重要信息，无论这些信息是正常的还是与疾病相关的。但是，我们越来越清楚地意识到，事情并没有那么简单。的确，我们知道某些特定的基因或基因组合与多种癌症有关，但复杂的生物机制告诉我们，单纯从基因角度来看待健康问题过于简单化。这种复杂的生物机制，包括通过多层反馈回路开启和关闭不同的基因、错综复杂的生物通道、细胞间的通信，以及我们可以考虑到的各个层面的复杂性。甚至，单纯地讨论基因的开启或关闭状态，同样忽略了生物机制的复杂性，因为任何时刻体内都可能发生产生大量蛋白质或没有产生蛋白质的情况。正如斯坦福大学的研究者所写的，特征、状况和疾病都是"全基因"的。[①]基因确实重要，但是对某种病症而言，有太多的基因发挥了作用，试图追溯到一组特定的基因是徒劳的。

　　总的来说，虽然遗传信息可以丰富我们的疾病模型，但一个好的疾病模型需要的远不止这些。我们需要将遗传信息与我们的生理数据、行为数据，以及关于活动、睡眠和情绪的信息结合起来。而我们直到近 10 年才真正大规模、客观地测量这些信息，但它们确实可以丰富我们关于人体内部发生情况的模型。

　　我们可以这样思考：把人体的遗传信息及所有其他信息看作某个公式的输入，而这个公式输出的是关于人体的健康状况，以及应该接受或避免什么样的治疗的实用报告，这就是关于精准医疗的全部内容。我们可能都在走向临床痴呆的道路上。但在深入了解精准医疗时，我们要记住，基因并不是决定命运的全部因素。许多因素都可能影响我们是否会患有某种特定疾病或症状，或者至少影响某种疾病或症状发展成需要治疗的问题的速度。在一定程度上，只要我们知道如何寻找这些因素，它们都是可以被观察到的，甚至在某些情况下，它们会在我们的控制之下。这些因素包括我们吃的食物、我们居住的环境，任何我们现在可测量到的、即将能测量的事物，以及尚未被发现，但只要能确定它们是什么就能测量的任何事物。

---

① Evan A. Boyle, Yang I. Li, and Jonathan K. Pritchard, "An Expanded View of Complex Traits: From Polygenic to Omnigenic," *Cell* 169, no. 7 (June 2017):1177–1186.

高频医疗设备

上文提到，有史以来，我们终于可以第一次大规模、客观地测量海量的信息。我认为，这与赫洛菲勒斯、列文虎克、沃森和克里克的突破性发现同样重要。现在我们生活在一个到处都是传感器的世界中，我们可以利用它们对我们的生理、认知和行为进行前所未有的测量。当我写这篇文章的时候，我戴着一只手环和一个心率贴片。你可能没有，至少在你读完本书并意识到你也应该戴上之前，你还没有。但我敢打赌，你的口袋里、你的桌子上或你能触及的地方，一定有一部智能手机。这部智能手机和正在追踪我的心率、体温、实时心电图并实时将它们上传到云端的心率贴片一样，都是高频医疗设备。

这类设备不断为我们提供更多关于人类的信息，我们可以利用这些信息做出更好的治疗决策，并完善疾病模型。过去，医生主要依据生理特征来诊断疾病，如体温、肤色，以及皮肤是湿热还是干冷。但是，当我们将血液化验纳入考虑范围后，治疗决策的可靠性可能会提高上百倍。在引入影像学诊断后，如 X 射线、CT 扫描、磁共振成像等，我们现在可以诊断癌症并对其进行分期、查看器官等，诊断的准确性可能会再提高百倍。现在，我们还可以利用一些传感器更方便、更快速地完成诊断，如实时连续地测量体温、血压、血糖等，而无须像过去那样，只能找医生或去医院进行诊断。另外一些传感器则可以测量我们以前未曾考虑过的数据，如我们一天所走的步数或去过的地方。

我们可以从两个方面来思考传感器及其所依附的设备，至少过去我们是从这两个方面来思考的。

一方面，我们有医疗级设备和消费级设备。过去，一支体温计约 30 厘米长，需要 20 分钟才能得到读数，它们笨重且难以携带，因此人们只能去诊所中测量体温，不能在家中测量。显然，现在这种情况已经发生了改变。同样，血压、血糖监测，以及几乎所有其他检测都遵循相同的发展路径。现在，医生可能会让患者戴着动态心电图监测器回家，也有了可以在睡眠实验室外分析睡眠状况的设备，等等。

另一方面，我们有低频设备和高频设备，能进行断续测量与连续测量。例如，我的手环可以测量我走的步数，这是一种低频数据；而我的心率贴片可以测量我的心率，这需要更多更精确、更高频的数据。如今，它们之间的区别越来越不重要了，每一个低频设备内部基本上都有一个高频设备。例如，我的手环内的芯片比 20 世纪 60 年代用于将人类送上月球的加速度计更先进。过去仅提供给医疗系统使用的设备现在已经开始面向消费者出售了，而且那些还未对外开放的设备也将很快面向消费者进行销售。所有拥有智能手机的人，包括那些对我佩戴的手环和心率贴片嗤之以鼻的人，都在使用一款高频设备，它能测量我们以前无法测量的生理、认知和行为数据。

因此，与历史上任何时期相比，我们现在都能更方便、更客观地测量事物。但是，我们应该测量什么呢？为什么要测量它们呢？我们应该如何利用这些新的数据流，并将它们纳入已经存在的疾病和诊断模型中呢？换句话说，智能手机等设备是如何影响生命科学领域的呢？为了回答这些问题，我们需要首先探讨所谓的精准医疗和患者方程式到底是什么。

The Patient
Equation

第 2 章

精准医疗与患者方程式

所有的输入
实际上
都是生物标志物

ALL INPUTS
ARE REALLY
BIOMARKERS

——

THE PATIENT EQUATION

　　为了更深入地了解上一章提到的新的数据类型，以及它们为疾病模型带来的可能的价值，我们首先需要了解"生物标志物"和"生物样本"。就像科学和医学中的许多其他概念一样，这两个概念只是用于描述相对简单事物的专业词汇。我们通常会在传统医学测量、基因和生物组织样本的背景下，讨论生物标志物和生物样本。

　　根据世界卫生组织主导的化学安全国际项目的定义，生物标志物是指可以在人体或其产物中测量到的，并能影响或预测疾病结果、疾病发生率的任何物质、结构或过程。[①] 简单地说，它是某种可以测量的东西，并且可以告诉我们关于一个人的疾病的信息。例如，如果有人患了癌症，我们可以取得他的肿瘤样本进行活检。对于这份活检的组织样本（生物样本），病理学家会在实验室进行评估。病理学家会通过显微镜和生化试剂来研究这种肿瘤的物理和生化特性，寻找有用的生物标志物。我们可以寻找特定

① Kyle Strimbu and Jorge A. Tavel, "What Are Biomarkers?," *Current Opinion in HIV and AIDS* 5, no. 6 (November 2010): 463–466.

的 DNA 序列，如可以用来预测癌症有多大侵袭性的特定突变；也可以检查细胞的形状、雌激素或孕激素受体是否存在。所有这些测量和评估通常是实时进行的，在顺利的情况下，这将有助于医生选择正确的治疗方案，或者确定患者是否对其正在接受的治疗有反应。

当然，我们也可以保存这份样本以便将来使用。保存方式一般是冷冻。例如，我们保存了一份生物样本，研究人员就可以在未来的某个时刻解冻它，以寻找可能被遗漏或误解的生物标志物。

注意，我们不应该把生物标志物和生物样本这两个概念只与一块固体组织样本联系起来。我们也可以很容易地从液体中找到生物标志物。我大学毕业后的第一个研究项目恰好就是做这样的探索。当时许多 40 岁以上的男性（至少在最新标准指南被修订之前是这样的）都会接受前列腺特异性抗原检测。前列腺特异性抗原是一种蛋白质，很容易被检测出来，包括其产生的数量以及从前列腺渗出并进入血液中的数量。这在诊断和确诊前列腺癌或其他良性前列腺疾病的发展方面很有用。只需要一试管血液，前列腺特异性抗原这种生物标志物就能在实验室里被检测出来。

20 世纪 90 年代中期，我有幸参与了一个从另一个维度研究前列腺癌患者的血液测量的项目。[1] 我从这个项目中得知，虽然身体中每个细胞的 DNA 序列基本上是相同的（不包括 DNA 突变类疾病和不携带 DNA 的成熟红细胞），但是随着组织分化以及正常生理功能发挥作用，多种基因会被开启或关闭。以前列腺癌患者为例，如果我们只关注他的红细胞，就无法获得更多关于他的前列腺癌的有用信息。然而我们在研究中发现，只有

---

[1] Carl A. Olsson, Glen M. de Vries, Ralph Buttyan, and Aaron E.Katz, "Reverse Transcriptase-Polymerase Chain Reaction Assays for Prostate Cancer," *Urologic Clinics of North America* 24, no. 2 (May 1997): 367–378.

真正制造前列腺特异性抗原的前列腺细胞具有编码该抗原的基因。

同样地，我们也在身体中寻找前列腺特异性抗原的 RNA，这种 RNA 通常只存在于前列腺细胞中。我们不仅能找到从前列腺分泌出的前列腺特异性抗原，还能确定是否有前列腺细胞从前列腺"逃脱"，并在患者的血液中四处游动。这就是前列腺癌发生转移的过程。癌细胞从原发性肿瘤迁移到淋巴结、骨骼和其他器官中，形成新的肿瘤。产生前列腺特异性抗原的 RNA 前体也是一种生物标志物，表明癌细胞可能已经在体内扩散、转移。我们就像剥洋葱一样，正在更深层次地探索特定患者癌症的分子性质，并利用获得的数据从生理上帮助确定癌症是否存在于患者的血液中。

这项研究展示了怎样寻找新的生物标志物，同时也说明了生物样本应如何以及为什么要被保存。想想看，如果世界上所有前列腺癌患者都储存了血液样本，我们就可以检查这些血液样本中是否存在前列腺细胞，然后将它们与从患者的治疗过程中追溯到的信息进行比较。由此可以判断，循环系统中前列腺细胞的存在是否与更具侵袭性的癌症有关；对那些能从其体内检测到这些细胞的患者来说，哪些手术或药物治疗等干预手段能获得最佳治疗效果。

20 多年前，作为实验室研究员的我，曾在哥伦比亚长老会医疗中心四处奔走，寻找适合的研究对象。现在，我们不必这样做了，而是可以解冻之前保存的生物样本，并对其进行研究。

当然，前列腺特异性抗原的 RNA 只是可能的生物标志物之一。自从我参与前文提到的研究项目以来，对单细胞 DNA 进行测序以寻找癌症中特定突变的研究已经取得了惊人的进展。我们只要保存好这些生物样本，得到患者的授权，并将这些样本与患者接受治疗过程中的结果相联系，就能发现越来越多有价值的测量层次，以确定患者病情的进程。

我们现在知道，生物标志物不仅可以在基因中找到，如与某种癌症易感性增加有关的 p53 基因突变；也可以间接地在定义"我是谁"的各种表型特征中体现出来，如哪些基因处于开启或关闭状态，哪些蛋白质得到表达，身体的哪些部位可以找到特定的细胞，等等。尤其是观察蛋白质的表达和功能，也就是蛋白质组学，将揭示更多关于人体内正在发生什么的信息。研究人员正在研究一些可以让我们在症状出现之前就能诊断出癌症、阿尔茨海默病等疾病的生物标志物。迈克尔·贝哈尔（Michael Behar）在2018 年为《纽约时报》撰写的一篇文章中，阐述了蛋白质组学分析具有改变我们诊断所有疾病方式的巨大潜力，"通过蛋白质可以确认疾病正在发生，而且它们通常会在我们感到不适之前，可能是症状出现的数月前甚至是数年前，就已经出现在我们的血液中了。这个时候，很多疾病仍然是可以治愈的"。[1] 我完全赞同他的这一观点。

然而，仅仅关注物理性的生物标志物是不够的。就像我们将认知和行为也视为健康的测量指标一样，在我们考虑前列腺特异性抗原水平之外，认知和行为也可能是有价值的生物标志物。在患者方程式中，所有的"输入"实际上都是生物标志物。例如，患者每天所走步数以及他们平均每天的活动范围半径，都可能是预测癌症发展的有用指标。它们也许不能单独提供有价值的信息，但当它们与其他输入因素结合在一起时，它们就能在多变量的患者方程式中提供有用的信息。对此，后文将进一步探讨。

同样，就像我已经说过的那样，生物样本不仅仅是组织或血液的物

---

① Michael Behar, "Proteomics Might Have Saved My Mother's Life. And It May Yet Save Mine.," *New York Times*, November 15, 2018.

理样本。我们今天可以记录某人的步数，一年后回头再看。例如，以后患上癌症的人就可以回头看看其中是否有隐藏的指标。虽然一个人每天走 12 000 步还是走 10 000 步或许并不重要，但他们运动模式的变化可以提供一些有用的信息。例如，如果一个人去年每天走 10 000 步，今年每天只走 5 000 步，这可能表明他的身体发生了某些变化，这样甚至可以在CT 扫描发现可能的肿瘤证据之前就能发现问题。也许仅靠这个指标还不够，但是如果我们将它与这个人的前列腺特异性抗原水平结合起来，是否就能发现与前列腺癌相关的行为模式？我们拥有的数据越多，即生物样本越多，就越能回溯过去，并检验未来的患者方程式。

例如，阿尔茨海默病的研究有可能用同样的方式来处理问题。我们有关于患者病情进展的传统检测数据，也有他们日常行为和生活质量的相关活动数据，这些数据就是数字生物样本。也许，我们可以观察人们在智能手机上查看日历的次数，然后将其与传统的病情进展指标进行对比。例如，如果他通常一天看 3 次日历，突然有一天他看了 8 次、10 次或 12 次，那么，这是否意味着他的记忆力正在下降？这些数据是否有助于了解他病情的发展？还是说它们仅仅是一些"噪声"？

塞伦盖蒂平原上的狮子

这类数据在诊断、预后，甚至在衡量治疗价值方面都有潜在价值。我们能利用认知或行为数据比传统测量方式更早地发现问题吗？我们是否能定量、客观地检测到患者行为的变化，从而进一步了解患者在分子或细胞水平上发生了什么，如他们的肿瘤负荷是在加重还是在减轻？我们是否可以使用一种测量方式作为衡量生活质量或社会经济参与度的间接指标？注意，这种测量方式是客观的、定量的，它既能避免患者自我评估的主观偏差，也能突破医疗专业人员无法全天候观察患者的限制。

这些问题的最终答案目前正在研究中，但如下行为和认知方面的两个例子可以概括这一点。我希望这两个方面，或者至少其中一个方面，能证明其值得被纳入精准医疗的范畴。

想象一下，一位患者被诊断出患有癌症。在这个情景下，假设市场上有两种药物 A 和 B，这两种药物都适用于缓解患者的病情，也都没有禁忌证，根据以前的研究结果来看，它们也都能等量地延长患者的生命。假设延长的生命是两年，且这两种药物具有相似的安全性、不良反应和可能导致患者心脏衰竭的心脏毒性风险。

那么，患者应该选择哪种药物呢？是药物 A 还是药物 B？既然预期结果没有差别，那就无法做出更好的选择。患者和医生可能只能通过掷硬币来决定。

现在，假设患者和医生知道，之前服用药物 A 的患者在他们延长的 3/4 的生存期里，也就是两年中的一年半里，只能在医院或家中卧床，无法起身。而服用药物 B 的患者在这两年的大部分时间里都能自由活动，如旅行、工作，和家人、朋友共度时光。这下，选择就变得很简单了：应该选择药物 B。

再设想一个情境：政府负责支付药物费用。如果患者服用药物 B，他们将能到处行走，在餐厅消费就餐，甚至在工作中生产产品或创造知识产权。也就是说，与服用药物 A 的患者相比，服用药物 B 的患者能更多地参与社会经济活动，也会在医疗保健之外生产和消费更多的东西。因此，付款方也希望患者服用药物 B，并更愿意支付药物 B 的费用。

但是，我们怎么知道关于药物 A 和药物 B 的这些信息呢？这就是"患者活动范围"（patient territory）概念的由来。[1] 如果我们可以测量患者的活动量，不一定是测量他们的步数，而是测量他们的活动范围，就像我们观察动物漫游的范围、观察塞伦盖蒂平原上狮子的活动半径一样，那这应该是一个很好的衡量个体社会经济参与度的指标。

服用药物 A 的患者平均每天在 100 平方米的区域内活动，他们大部分时间都在床上，可能会到浴室，偶尔也可能到诊所或医院的其他地方。而服用药物 B 的患者，根据行程的远近，他们在一天内可能会在数千或数万平方米的范围内活动。

我们不需要跟踪患者，也不需要依赖患者的自我报告来获取其活动范围的数据，只需要有智能手机即可。如今，世界上几乎所有人都会随身携带手机，确保其电量充足，以便随时接收短信、电子邮件和社交媒体信息。另外，我们也不用担心患者活动范围这个测量因素会侵犯患者的隐私，因为一些算法可以利用匿名定位数据来计算他们的活动范围。

例如，通过在一天中的多个时刻收集患者的位置数据（注意，这些数据被保存在智能手机中，不会上传到云端或分享给其他方），我们可以构建一系列向量。每个向量都有方向和大小，比如向北两米、向东两米、向南两米……这样，一个 4 平方米的活动范围就形成了。我们不需要知道这个活动范围具体在哪里，只需要知道总数就可以了。

当我们从以前服用药物 A 和药物 B 的患者那里收集了匿名的活动范

---

[1] Glen de Vries and Barbara Elashoff, Mobile health device and method for determining patient territory as a digital biomarker while preserving patient privacy. United States Patent 9 439 584, issued September 13, 2016.

围数据后，药物 B 就可以作为明确的选择，而且这一选择是基于实际数据的。此外，在不同的维度上进行这种思维实验，同样很有趣。例如，虽然服用药物 A 的患者大部分时间卧床不起，但这种药物可以平均延长两年的生存期，而药物 B 只能延长一年的生存期。如果患者更希望在一年半后看到某个家庭成员的毕业典礼，而不是在生存期中外出旅行，那么显然他应该选择药物 A。重点不是根据活动范围数据创建规则，而是让这些数据在患者方程式中可用（本段的例子展示了在生存期与生活质量之间的权衡）。患者、医生甚至付款方都可以使用这个方程式，以确保尽可能地实现预期的结果。

如果你将活动范围视作一种能代表社会经济参与度和生活质量的行为指标，那么在数字世界中，你还可以创建另一个类似的指标，它衡量的是认知范围，如简单地测量一个人的网络带宽使用量。无论是收发短信、电子邮件或使用其他社交媒体，还是上传或下载大格式的音频或视频文件，每个上网的人都会使用一定比特和字节的带宽。强调一下，我并不是要深入研究比特和字节是什么，一个人喜欢什么就下载什么，这无关紧要。但是，如果只关注你每天使用的带宽总量，并假设它会随着你的神经退化而下降，随着你的社会经济参与度上升而上升，那这种假设是合理的吗？我认为答案显然是肯定的。

多层"蛋糕"

想象一下，以上所有这些测量指标，即生物标志物，都堆叠在一起。这里面有体温、体重、血液化学指标、扫描影像结果、基因、蛋白质、步数、活动范围、情绪、饮食、睡眠、环境污染等。每当我们发现新的可测量的事物，或者找到用更高分辨率测量它们的方法，就会增加新的测量层次。现在我们能测量的层次比几年前要多，而几年后，我们将能测量更多的层次。

我们需要确定哪些层次是有意义的，哪些层次增加了可以用来改善诊断、治疗水平或个体生活质量的信息。我们需要找出哪些层次可以显示出在某些情况下会导致相似结果的共同特征以及相同的治疗效果。在进行治疗前，我们需要知道哪些层次能最有效地帮助我们预测成功的结果；或一旦开始进行治疗，哪些层次能最快地告诉我们治疗是否有效。我们需要找出哪些层次能作为有用的输入指标，它们可以反映我们的身体状况以及如何帮助我们更好地治疗疾病；哪些层次能作为输出指标，告诉我们治疗的效果；哪些层次既能作为输入指标又能作为输出指标，同时起到这两方面的作用。我们还需要弄清楚不同的层次应如何组合和相互作用，并告诉我们如何改善治疗、产品、生活。

随着收集到的数据越来越多，我相信，个体每日步数的变化将被证明是有价值的。我相信，平均每日的活动范围也是衡量生活质量的一个有效指标。我相信，静息心率的变化可以告诉我们一些关于身体的有用信息，这就是为什么我会贴心率贴片。我相信，我们在社交媒体上发的内容，如我们在思考什么、在分享什么，可以展现一些关于情绪、幸福感以及整体健康状况的信息。我相信，我们现在称之为"垃圾 DNA"的东西（即因为不直接参与编码蛋白质而被我们忽视的内含子），实际上可能包含有用信息。我相信，汗液很重要：当我们脱水或需要注射特定的药物时，也许可以用它作为警报，或从中收集更多的信息。我还相信，社会经济生产和消费可以作为个体生存质量的指标，也就是说，在既定的一天中，一个人能贡献或消费多少可以作为判断他生存质量的依据。通常，积极、健康的人比感觉痛苦的人能更多地参与外界活动。

　　但是我相信什么并不重要。如今我们拥有强大的计算能力和潜在数据，可以确定我对这些测量的有用性的判断是否正确，并揭示出它们可以在哪些方面发挥作用。

和我一样的患者

　　有趣的是，生活中，人们一直在用口头的方式讨论各个层次。不需要传感器我们就能知道，自己有时候感觉良好，有时候感觉不舒服；有些治疗方式对我们产生了某种影响，有些治疗方式对我们产生的影响却大不相同。传感器可以使这些测量更加客观，提高我们的口头"证据"的科学性和严谨性，并揭示出大脑无法识别的模式。但在所有这些背后，信息本身一直存在，只是我们以前可能无法以如此精确和系统的方式来获取和理解它们。

　　"和我一样的患者"（PatientsLikeMe，PLM）于 2019 年被联合健康集团（UnitedHealth）收购，它是一个拥有超过 50 万会员的在线社区。会员们可以在这个平台追踪自己的疾病和病症，分享对自己有效的治疗方式，并和与自身相似的其他患者建立联系。该社区已经从患者那里收集了大量自我报告数据，这些患者的状况加起来几乎覆盖了所有疾病或病症。该社区的研究团队已发布了 100 多项研究，以期为患者找到更好的治疗方法，尤其是在严格的临床试验尚未给出有用信息的情况下。PLM 的联合创始人之一杰米·海伍德（Jamie Heywood）认为，这些新的数据收集传感器的最大影响是，它们将使我们能检测到以前被医学界忽视的变量。这些变量包括激素、社会因素、空气质量、环境中的重金属和毒素、压力、新陈代谢、睡眠、营养、活动和运动等。[①] 如果你想知道我们应该考虑研究哪

[①] Jamie Heywood, interview for *The Patient Equation*, interview by Glen de Vries and Jeremy Blachman, February 27, 2017.

些层次，以及我们应该如何研究它们，那么了解海伍德所做的事情是一个很好的起点。

　　有趣的是，PLM 的创立在一定程度上源于海伍德的预感，即如果我们不研究传统临床试验所忽略的个体和个体经验，那么针对许多疾病的治疗方法的重大突破就不会发生。这些个体经验之所以被忽视，是因为它们缺乏临床试验所要求的客观性和数学严谨性。他最初的想法是，通过利用足够多的信息和足够大的样本量来消除科学上的缺陷。这种推理在 2004 年 PLM 成立时是有道理的，时至今日，我们已经可以做到两全其美了。我们仍然可以分析这些丰富的个体经验和感受，同时，利用传感器对测量结果进行足够严谨的处理，并将它们纳入临床试验，且不会降低科学标准。

　　海伍德之所以曾产生挫败感，是因为我们一直关注的层次还不够充分，即便那些层次足以帮助我们研发药物和治疗疾病。他认为，如果我们想优化健康水平，而不仅仅是针对特定疾病进行局部治疗，就需要更多地研究人们的昼夜节律、体内寄生虫、炎症，以及环境中的生物群落等因素。不止这些，他的研究列表里还包括人们的社会关系、病毒、慢性病带来的焦虑和心理健康问题等。如果我们能从全世界的每个人那里收集到所有这些层次的信息（正在努力接近这一点），并将其与健康结果进行对比，我们就会看到它们之间的关联性，而这种关联性原本在千百年前就应该被觉察到。

　　当然，即使我们认为这是一个值得探索的方向，具体实施起来也会存在问题，我会在本书后面的章节中讨论更多关于协调数据集和将现实世界的经验整合到临床试验框架中的内容。海伍德说："在健康数据数字化之前，我们无法使其有意义，而现在它们还没有数字化。"就核心目标而言，

PLM 正在寻求的输入与我们正在为患者方程式寻找的输入路径相同。但是他们的观察角度与生命科学领域许多人的观点不同，他们并不是从"我们在临床试验中能做什么"的角度出发的，而是在探索"我们在研究环境之外能做什么"。

我们与海伍德的对话，强调了关于精准医疗与患者方程式最重要的一点：有用的疾病模型有多种变量。如此多的影响因素和相互作用因素是我们以前在治疗计算中从未考虑过的，这并不是因为我们认为它们可能不重要（虽然也有这种可能），更多的是因为我们曾经无法测量它们。现在我们可以测量它们了，而且测量的严谨程度甚至超过了海伍德在创建 PLM 时所设想的。当时，他希望通过收集人们的生活经验，以帮助患者更明智地决定如何应对自己的病症，以及如何更好地优化健康和身体状况。

PLM 在帮助患者管理疾病方面取得了显著的成功，尤其是在研究尚未涉及以及医生直觉并不一定准确或全面的领域。例如，与对 20 位神经病学家进行访谈的研究相比，PLM 对如何管理肌萎缩侧索硬化（ALS，一种运动神经元病）患者唾液分泌过多的建议更有效。比较不同的呼吸机以及不同心理健康治疗的效果，或者弄清楚多发性硬化患者是否可以通过开始服药、改变饮食或安装空调以更好地在夏季控制室温来提高生活质量，这些都是理论上可以测量但实际上无法严谨测量的。PLM 是通过收集个案来解决测量问题的。有了适当的技术，患者方程式就可以做得更好，并把个案转化为真实的数据。

"有很多事情可以比药物带来更好的效果。"海伍德说，"我们甚至还没有开始对这些事情进行研究。"同时他也指出，我们正在进行的研究过于狭隘地关注了疾病的一个维度，即过于侧重研究疾病状态的病理学，而不是更广义的健康。他对现在的传感器和可穿戴设备持怀疑态度，事实上，尽管我贴着心率贴片、戴着手环，我也对它们持怀疑态度。我们现在测量的是一组孤立的变量，但后台的算法还需要更多信息才能知道我们应该测量什么，更不用说如何根据这些测量结果采取行动，并以有效的方式将它们结合起来，从中获取真实的信息了。海伍德说："我们有很多信号，但我们还没有发现它们的太多的意义。"的确，我们还有很长的路要走。但当我们展望未来，开始想象一个由更准确、更全面、更具预测性的患者方程式驱动的世界时，我们可以思考一些大的概念性想法。

顺便提一下，我之前提到的潜在有意义的活动范围测量数据来自一位患者的个案，这一个案并非来自 PLM，而是来自 Medidata 公司的一次对话。芭芭拉·埃拉肖夫（Barbara Elashoff）曾是 FDA 的统计审查员，也是一家初创公司的创始人，这家公司后来被 Medidata 公司收购。她也是一个"周末运动员"，她的步数本应居高不下，然而具有讽刺意味的是，她在参加一场类似泥泞障碍赛的活动中跳过一条沟时，不幸摔断了腿。如果只测量她的步数，你会发现她的步数几乎立刻降为了零。然而，单独这一点并不能告诉我们太多关于她健康状况的信息。这可能意味着她住院的原因与肌肉骨骼损伤无关，或者这只是因为她开始了一份新工作或一个新项目，她不得不在所有工作日和周末都坐在办公桌前。

但是，结合她的生活方式问题、血液检测指标和心脏标志物等其他信息，我们正在考虑如何使用数据指标来确定，她实际上是因为运动受伤而减少了步数。我们也在考虑如何使用以上数据来追踪她的康复进程。再次强调，单靠一项测量是不够的，而随着时间的推移，一连串的数据可能会告诉我们一些关于她生活的重要信息。正是在那次对话中，当有人指出步数可能并不是测量活动的唯一正确指标时（因为乘公共汽车应该也算一种活动），患者活动范围的概念便诞生了。芭芭拉的丈夫兼公司联合创始人迈克·埃拉肖夫（Mike Elashoff）疯狂地阅读有关监测野生动物的学术论文，并编写代码，将动物行为学的技术转化为人类医学的有用工具，并且他开发出了一套应用程序，还设计出了用于计算和求和向量面积的算法，这些算法可以在患者的手机上运行。患者活动范围未来的临床效用尚未得到证实，但是对它和此类想法的探索正在持续进行。

改变测量频率

传统医学以及相应的传统医学生物标志物，通常涉及在时间跨度相对较大的时刻进行的离散测量。医生对患者进行问诊后，测量患者的某些指标，给出治疗方案，然后几天、几周、几个月，甚至几年后再次进行测量，看看治疗方案对患者产生的影响。但是，由于这些测量都是在单一时刻进行的，因此我们很难了解它们将如何变化。尤其是当两个时刻的跨度特别大时，我们可能会错过测量的数值上升、继续上升、然后回落、最终恢复正常水平的整个周期。测量本身可能非常精确，但实际上，在测量患者生活中所经历的数值范围或数值变化率方面，它是一种非常不精确的方式。

当然这并不意味着医生有问题。这是一个非常现实的局限问题，也就是说，我们通常只能在医疗保健专业人员与患者都在场的情况下，才能可靠地测量患者的情况，例如在选定的时刻测量血压和心率，或在诊所中采集血液样本。我们可能会根据从这些数据中了解到的病情发展趋势采取行动，但无可避免地会有猜测的成分。我们是否在患者的心脏碰巧处于窦性节律时监测到了这个信息，而忽视了当他们没有连接到心电图仪时可能发生的严重心房颤动？患者是否经历了"白大衣高血压"，即他们在医院或诊所里测量的血压比在家测量的更高？我们是不是只在去看牙医之前才开始用牙线，而这是否会影响他们对我们口腔卫生情况的判断？我们看到的测量是两个时刻之间的一条直线，还是有一段时间的稳定期，然后突然出现可能被我们忽略的峰值？

传感器的使用使我们能从传统医疗保健断续的测量节奏转向连续的数据流，从低频数据环境转向高频数据环境。在这种环境下，我们可以实时获取数据，以便能立即采取行动。在理想情况下，我们现在能在警报趋势刚开始出现时就立即发现问题，而不是等到情况严重之后才发现它们。此外，对于装备齐全的患者，我们可以测量那些我们未意识到需要测量的因素，以便找到我们甚至还没有开始寻找的证据。以心房颤动为例，在通常情况下，直到发生卒中或其他可能的损害事件，我们才能做出诊断，因为我们通常不会在没有相关病史的情况下使用心电监护仪。但是，如果我们能找出那些最易受影响的患者，并在他们第一次卒中之前开始让他们使用抗凝血剂，就可以挽救他们的生命。例如，一个 13 岁男孩所戴的智能手表检测到他的心率为 150 次 / 分钟，他被紧急送往医院。医生发现他正处于心房颤动状态，并在问题变得严重之前及时进行了干预。[1]

2018 年，发表在《新英格兰医学杂志》上的一项研究发现，对于"白大衣高血压"，24 小时的连续血压监测比只在临床上进行断续测量更能预测患者的死亡率。[2] 这引发了一个问题：如果我们能全天候监测血压，那么在如何有效治疗高血压，以及如何衡量处方的有效性方面，可能会发生什么变化？

这些高频数据流使我们能在患者无须与医疗保健专业人员面对面交流

① Uzair Amir, "7 Times Apple Watch Saved Lives," HackRead, April 27, 2019.

② José R. Banegas et al., "Relationship between Clinic and Ambulatory Blood-Pressure Measurements and Mortality," *New England Journal of Medicine* 378, no. 16 (April 19, 2018): 1509–1520.

的情况下，可靠地获取他们的生理数据。在我们试图了解疾病本质的过程中，医生和患者都能从中受益。我们可以持续对患者进行监测，而不仅仅是在每 6 个月有预约的特定时刻进行测量，如果有些数据需要医生关注，如某个关键指标发生了变化，或某个可能被忽视的状况正在发展，那么这些数据可以提醒医生。当然，患者不可能每天都做全身正电子发射断层成像扫描，但是在后台运行的设备可以全天候收集患者的数据。在患者端，高频反馈可以帮助他们优化药物剂量，尽可能有效地管理病情，并在病情刚开始偏离正常轨道时提醒他们，而不是在损伤出现以后再提醒他们。

在这个高频世界中，患者方程式就像股市中的实时报价系统，能让我们从第二天早晨报纸上的商业版转移到终端屏幕上的实时滚动信息。报纸面向的是业余人士，终端则是给专业人士使用的。我们无须等到第二天，就可以实时查看患者的状况，随着患者的活动，患者方程式的各个参数也在发生变化。

从单变量到多变量

目前，我们在诊断和治疗中使用的患者方程式通常是单变量的，也就是只有一个变量，即使用简单的"如果……那么……"公式。举例来说，如果患者血液中的胆固醇水平高于 180 毫克 / 分升，那么就让患者服用他汀类药物。这并不是因为我们真的认为 180 毫克 / 分升是安全和危险的分界线，甚至不是因为我们认为胆固醇水平是衡量一个人是否需要他汀类药物的理想的单一指标，而只是因为这是我们能轻易做出的最佳选择。这是一种有用的问题抽象能力，让我们能在更广泛的社会层面治疗患者。然而，我希望本书能帮我们超越这种单一模型。现在的技术让我们有能力添加新的"方程项"，这不仅是因为它们易于测量，还因为添加它们会使患者方程式更好地运行，使我们能更有效地诊断和治疗患者。

　　我们将通过仪器对患者进行测量，存储所获得的数字生物样本，重新查看过去的数据来实现这个目标。而且它的成本很低，我们可以用远低于冷冻肿瘤样本的成本来存储数据流。也许正如海伍德所说的那样，饮食中的微量营养素会引发我们尚未意识到的严重影响。身体需要一些微量的金属元素，但我们并未监测这些元素的摄入量。如果我们对这些元素的摄入量进行监测，会对一些人产生影响吗？另外，那些摄入过量的人怎么办呢？例如，汞中毒是否在以我们没有意识到的微妙方式影响健康？我们可以测量这些元素，然后在几年后，通过群体观察结果，可能会发现它们之间的真实联系。我们也可能不会有任何发现，但至少会收获更多的知识。通过研究一系列变量，如睡眠、静息心率、大脑训练游戏的表现，以及我们能想象和追踪的任何其他因素，我们将开始能对最适合、最准确的患者方程式进行反向工程。

　　很多时候，我们在治疗过程中会有意外收获。例如，美国前参议员约翰·麦凯恩（John McCain）的致命性胶质母细胞瘤就是在他进行血栓手术的过程中被意外发现的。这样的情况并不罕见。但是，依赖治疗的偶然性并不是一种提高人类健康的好策略，我们应该用不同的方式去寻找一些有用的信息。我们有时告诉患者，某种药物对 80% 的患者有效，但是我们如何知道谁是那 20% 的无反应者呢？在理想情况下，我们甚至应该在医生开出处方之前就能得知这一点。现在，我们可能做不到，但这并不意味着相关数据不存在，它们可能正在某处等待被发现。

　　毫无疑问，这涉及收益递减的情况。我们可以测量无数的因素，但在大多数情况下，可能只有少数几个因素会对健康预测产生显著的影响。我们还不能精确地知道哪些生物标志物或生理参数能显著影响健康预测，也不知道在这些患者方程式中，哪 5 个或 500 个因素会产生最大的影响。我们一旦找到它们，就可以开始简化这个过程，然后可以说："好吧，如果我们担心自己的长期生存状况，只需要注意糖化血红蛋白、总胆固醇、血压的情况，以及对饮食和运动的自我评估即可。因为即使再增加 1 000 个新的变量，它们也不会使整体评分的准确率提高超过 1%。"我们知道，如果控制好胆固醇和血压，卒中或心脏病发作的概率就会大大降低。那么，有没有其他因素可以进行补充，让我们得到更准确的预测呢？增加静息心率、钙化分数或连续心电图监测对健康的收益有多大？是否有其他多维度的方法来观察心脏健康状况，从而更精准地预测我们的长期生存状况呢？

我们知道，如果让任何一个人长时间使用动态心电图监测器，总会发现一些异常时刻、一些不寻常的信号波动。但是，这些波动与我们在真正有问题的心电图上看到的波动有什么不同呢？从正常到异常的心电图读数是怎样的一种谱系？我们需要多少数据才能在这个谱系图上准确地绘制出某人的监测结果？这是否还取决于其他变量？两个看起来相同的读数是否意味着完全不同的信息，这取决于我们尚未识别出的与之相关的其他测量结果吗？我们越知道如何区分不同的读数，就越能对疾病做出更好的预测，为患者提供最佳护理。

我们当然不能仅根据步数来预测是否出现心脏病发作，但也许我们可以更接近准确的预测。新技术的一些高级之处（见本书第二部分）在于找出不需要测量的因素，以及区分哪些测量有用，哪些测量无用。我们刚开始从单变量走向多变量的疾病模型之旅。目前，对于我们提出的大多数问题，我们并没有答案。但总有一天，我们会知道答案。

认知与行为维度

我认为，当涉及认知维度的测量时，现有的疾病模型中遗漏的内容之多，几乎不用过分强调。我们可能会把身体和大脑划分为两个独立的研究领域，认为身体健康状况和心理状态是两个独立的因素。但事实上，两者之间存在许多被忽视的联系，如乐观、悲观情绪与激素的释放、代谢率的变化等有关。

大脑与行为之间的关联性是显而易见的，也很容易被观察到。例如，我们决定从 A 点走到 B 点；我们有意识或无意识地坐立不安；我们的交感神经系统和副交感神经系统管理着跑或躲、打哈欠、睡觉等行为。一个无可争辩的事实是，来自感官器官的输入刺激了肌肉的自主和非自主运动，而自主生理功能则利用相同类型的反馈回路进行工作。

越来越多的证据表明，认知和行为在疾病的发展中扮演着非常重要的角色。2018 年的一项具有里程碑意义的研究表明，让癌症患者佩戴 Fitbit 智能手环会影响其生存率。[1] 这是因为患者活动较多，从而保持了更高的代谢率吗？也许是。身体的免疫系统和代谢率之间有着众所周知的关联性，至少我们可以围绕这样一个观点进行推理：产生免疫反应需要能量，因此身体提供能量的能力会对免疫系统产生影响。免疫系统和癌症之间也有关联性，所以假设行为更活跃的患者可能会有更好的转归结果并不牵强。

---

[1] Gillian Gresham et al., "Wearable Activity Monitors to Assess Performance Status and Predict Clinical Outcomes in Advanced Cancer Patients," *npj Digital Medicine* 1, no. 1 (July 5, 2018).

在这项研究中，Fitbit 智能手环可以测量患者的活动并以数字形式反馈给我们，因此这增加了一个值得考虑的认知维度。通过可穿戴设备激发患者的运动动机，能否可靠地产生一种认知效应，进而患者确诊为致命性疾病，使其生存率发生显著变化呢？对此，我们还有很多工作要做，但我们有理由认为这种逻辑可能站得住脚。

当我们观察安慰剂效应时，会发现一种完全不同的身心关联。在研究领域，我们需要非常谨慎地控制这种效应。问题不仅仅在于人们相信服用糖丸比活性药物感觉更好。事实上，他们真的会感觉更好。这使安慰剂效应成为研究人员的一个困扰。它不仅仅是对某人心理状态的影响，也是一种真正的生理影响。内分泌物被释放，动机也就产生了。患者在治疗过程中和治疗决策中的参与度可能会在心理和生理上均产生效果，我们需要确保研究工作考虑到了这些。

考虑到这一点，安慰剂效应在目前的临床试验中通常被视为一个困挠、一种障碍。但或许它也能造福于人。这并不是说我们要用无效的治疗方法来治疗疾病。然而，我们需要记住，它可以是一种影响健康状况的手段，是一种有益的力量，而不仅仅是一个统计学上的干挠因素。我们需要弄清楚如何用积极的方式使用这种力量，以优化治疗的结果。

在这些方面，我们可以向亚马逊等公司学习。虽然他们不是在尝试优化健康结果，但他们正在努力收集消费者的习惯以优化业绩，他们这样做的方式非常符合精准医疗与患者方程式的理念。他们进行 A/B 测试，这基本上就是与临床试验相同模式的随机对照研究：他们向两组不同的人展示不同的推荐方案，然后找出哪一组的转化效果更好。算法会学习，然后不断优化推荐方案以获得最佳销售结果。

有趣的是，亚马逊和类似的公司已经意识到，如果他们的预测引擎做得太好，预测引擎反而会受到负面影响。人们并不希望他们的推荐方案是完美的，反而会因此感到不安、害怕，购买意愿也会降低。想象一下，基于以前的购买和浏览记录，可以设置一个从 1 到 10 的评分标准，根据推荐方案的优质程度来衡量推荐效果。他们收集的数据表明，10 分太高了，也许人们对 8 分最满意。实际上，我相信这要复杂得多，电商公司所创建的"消费者方程式"都是高度保密的商业机密。这对我们可能有启示的地方是，也许当我们向人们展示我们所了解的关于某种疾病或状况的所有信息时，人们的医疗保健并未达到最佳水平。也许当我们提供的信息量较少或给出的建议不太精准时，人们反而能表现得更好。这可能是因为在这种情况下，他们会感觉情况比实际看起来更具随机性，或觉得自己对疾病有更多的掌控权。

追问"为什么"也许并不重要，但是如果数据告诉我们，当我们向患者展示我们掌握的相关信息是 80% 而不是 100% 时，患者会有更好的结果，那么也许这就是我们应该做的。FDA 认为，美国的基因检测服务私人公司 23andMe 向消费者提供的基因诊断方法可能会产生负面影响。[1] 过多的信息，尤其是容易被误解的信息，可能会导致不必要的过度治疗，对患者的生活质量和医疗结果产生负面影响。

一家名为 Mindstrong 的公司尝试将智能手机操作行为转化为关于健康状况的实际数据，包括追踪人们刷屏的速度、在晚上看手机的频率、在社交媒体发表的内容，以及人们给他人打电话的频率，并检测这些数据与疾

---

[1] "In Warning Letter, FDA Orders 23andMe to Stop Selling Saliva Kit," *GEN: Genetic Engineering and Biotechnology News*, November 25, 2013.

病症状的相关性。[1] 正如《纽约时报》援引圣迭戈斯克里普斯转化科学研究所（Scripps Translational Science Institute）的数字医学主任史蒂夫·斯坦霍布尔（Steve Steinhubl）博士所说的话："如果一个善于交际的人突然停止给朋友发信息……这可能意味着他已经变得抑郁……又或者意味着他只是去露营，改变了他的日常行为。"

当我们从这个角度看待认知与行为数据的世界时，无论我们所说的活动数据是步数、活动范围，还是原始的加速度计数据流数字生物样本，这都表明：我们正在收集一组丰富的、多层次的潜在生物标志物，它们可以输入我们的患者方程式。在这些生物标志物中，有一些是有用的测量，且无论是单独使用还是以具有可能性的组合使用，都可以用来预测、追踪疾病进展或作为评估疾病转归的指标。

更好的零成本测量

我已经谈到过，存储数字生物样本的成本很低。一种越来越普遍的现象是，一开始进行这些测量的成本几乎为零。就像我在前言中所说的，我经常在演讲时问参加的人："你们中有多少人戴着活动追踪器或医疗设备？"虽然不是每个人会举手，但毫无疑问，每个人的智能手机都安装了有效的计步器、高度计或位置追踪器应用程序。而且，随着智能手表、智能戒指以及将要讨论的各种智能设备在日常生活中的普及，我们的智能手机可以成为收集各种认知、行为和生理数据的极其便利的"中心"。

---

[1] Natasha Singer, "How Companies Scour Our Digital Lives for Clues to Our Health," *New York Times*, February 25, 2018.

如果我们通过 3 种不同的方式测量同一个医学概念，如心脏健康，可以对比这 3 种方式的成本和更重要的测量结果质量问题。第一种方式是医患之间的问答。医生可能问过你："你连续爬多少级楼梯才会感到喘不过气来？"这是一个医护人员经常问的问题，对患者来说也很容易回答。然而，想象一下，这个问题每天在全球被问的次数，以及作为研究项目的一部分被写入病历或被患者记录在日记中的总时间，所花费的成本肯定不是零。此外，这种方式得到答案的准确性可能很低，因为这完全基于患者本人对自身情况的主观记忆，而患者通常更倾向于向医生展示自己的某种特定状况。

第二种方式比较极端，如果我们想要得到更高的测量准确性，可以进行心脏负荷试验，真正地把患者和跑步机、心电图仪关联起来，这样就能给我们提供客观的、量化的测量值。然而，这种方式的成本极高，包括患者、医疗服务人员以及设备本身的成本。而且，它只能测量患者在某一特定时刻的状况。例如，测量结果可能会根据患者前一晚的睡眠时间和质量而发生变化。测量结果也可能会随着时间的推移而发生变化，如患者在诊所就诊后，饮食和运动习惯会发生剧变。这就使得单次测量的价值变得有限，因此我们需要在一段时间内进行持续的高成本测量。

第三种方式是使用智能手机，它们已经在人们生活中进行对我们所需要的数据进行测量了。现在，大多数智能手机除了配有加速度计，还配有高度计。越来越多的人佩戴着可以监测心率的辅助设备。我们无须询问问题，无须花费时间和金钱进行心脏负荷试验，就可以获得客观的、量化的测量结果，以了解我们实际爬了多少级楼梯，以及在爬楼梯时我们到底有多气喘（或不气喘）。这种监测是全天候的，每时每刻都在进行。

再考虑另一个例子：6 分钟步行测试。患者在一条已知长度的走廊上来回走动，他们在 6 分钟内行走的距离就是他们的得分，这个得分被用作临床试验的最终评估，以展示对影响行动能力的疾病进行治疗的反应，如肌肉萎缩。在许多情况下，这种测量方法是有效的。患者对治疗的反应与测试结果相关。然而，这种测量方法也存在不足，在某些方面甚至存在严重的缺陷。

例如在美国，对于进行性假肥大性肌营养不良这种遗传病，6 分钟步行测试通常被用作治疗效果评估指标提交给 FDA。但是有些患者根本无法走路。[①] 显然，在这种情况下，这项测试是没有意义的。再者，从这种疾病的预期寿命来看，患者往往是儿童，也就是说，如果患者在测试那天状态不佳，那么测试结果可能会导致他们被排除在研究之外，原因很简单，因为他们没有可以在后期显示进步与否的可接受的基本参考标准。

这是一个令人感到不幸的结果，因为这项测试被用于制定单一的关键决策，即在这种情况下，是否允许孩子接受试验中的治疗。同时，这也证实了一个问题，即在研究与间歇性症状相关的疾病时，即时点观察在统计学上存在缺陷。比如，患者可能出现一系列心情很好和心情很糟的情况。平均得分可能与某个时间点的得分相差很大。然而现在，像 6 分钟步行测试这样的测试被用于评估一系列疾病，而且所得数据对新药的批准至关重要。相比之下，使用数字设备在后台持续测量患者的活动情况，我们可以得到比 6 分钟步行测试更准确的测试结果，能真正为所有患者设立更有意义的基本参考标准，而不用管他们心情好或不好。

想象一下，一位患者患有间歇性发作疾病，有些日子他会感到偏头

① Craig M. McDonald et al., "The 6-Minute Walk Test and Other Endpoints in Duchenne Muscular Dystrophy: Longitudinal Natural History Observations over 48 Weeks from a Multicenter Study," *Muscle & Nerve* 48, no. 3 (2013): 343–356.

痛，有些日子则不会。图 2-1 所示的是某个月份中他偏头痛发作的记录，灰色带底纹圆圈代表医生观察到的患者病情发作的日子，灰色的深浅代表他病情发作的程度。在这个月的最后一天（用双环圈标记），患者去看了医生并接受了询问。患者能清楚记得的病情发作的日子用圆圈圈起来。无论是一眼看过去，还是通过计算病情发作的天数占总天数的频率，你都可以看到，医生的直接观察、患者的回忆和疾病的实际状况并不一致。

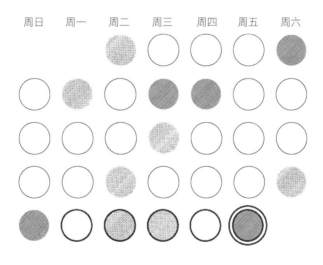

图 2-1　某位患者一个月的疾病发作记录

10 年后，只要有可能，所有的临床试验将不再选择只在离散的时间点测量潜在的生物标志物，而是进行连续的测量。它们可以是使用生化或物理方式来替代诊所中的一些操作，也可以是整合不会给患者或其他相关人员增加额外成本或负担的数字生物标志物，因为测量使用的是智能手机、手表或其他设备。这不仅仅是一套值得拥有的新工具，更是一种测量模式的转变。这种转变意味着，我们不再需要在特定的时间点与患者进行面对面的接触，而是可以远程以更低的成本得到更可靠的试验结果。我们正在摆脱对劳动密集、时间密集的面对面接触的需求，可以做到随时随地都可以进行大规模的测量，测量数据可以立即传输到云端，并由强大的算法进行分析。

从假设验证到假设生成

今天，医学数据世界是关于假设验证的，即我们怀疑某种情况，然后进行测试，以确认我们的怀疑是否合理。而在未来，工具可以使我们转向假设生成。首先，数据会告诉我们一些信息；然后，我们进行调查。基于某个时刻的测量工具做决策与基于数据流进行预测，二者之间存在着巨大的差异，这种差异是由数据驱动的。我们已经知道，患者生活中每个时刻的情况都不相同，因此基于更大范围的生活中的样本进行预测将会更加准确。

一旦掌握了全部的信息流，我们就需要把所有的数据转化为医学证据，以及弄清楚如何得出下一步的有用结论，无论我们是将其用于诊所、实验室，还是用于市场。

在本章的开头，我提到了阿尔茨海默病，并提出也许了解某人每天查看手机日历的次数能作为该病开始出现的一个指标。这可能不是一个衡量标准，但这些数据可能会给我们带来一些有用的启示。这将使我们做出更明智的预测，并缩小指标可能性的范围。我们也许不知道人们是否正处在需要干预的趋势线上，但也许我们可以对某位患者说，他有 75% 的概率会发展到需要治疗的程度。也许我们能够告诉人群中 30% 的人，他们很可能在阿尔茨海默病变严重之前就死于其他疾病。也许经过改进的疾病模型能让医生把关注点对准更适合的患者，让付款方停止为那些永远不会患上某种疾病的人的无用治疗买单，让制药公司研发更加定制化的药物，最终让患者得到更好的治疗结果。

富有远见的生物科技企业家们正在思考以上这些问题，他们正在努力缩小指标可能性的范围，优化关于应该治疗哪些患者、何时治疗、如何治疗的决策。当然，其中一些企业家只是想利用趋势，使用吸引人的流行词，推出实际上并不能实现真正创新的产品。在下一章，我将带你深入了解目前市场上的各种产品，包括科技产品、药物、医疗设备和可穿戴设备，并建立一套工具，以区分炒作的产品和真正有价值的产品。我们从失败中吸取教训，并在考虑将想法转化为实际商业现实时，找出最值得关注的因素。

The Patient
Equation

第 3 章

智能时代：
从手环到蓝牙心电图仪

我们需要的
不仅仅是
原始数据

WE NEED
MORE THAN JUST THE
RAW DATA

——

THE PATIENT EQUATION

在上一章中，我们讨论了数字数据对医学和生命科学产生的影响。然而，当审视现在的世界时，我们发现似乎有很多关于传感器技术非临床应用的炒作，更准确地说，市场上有野心的商家研发了很多意在使其得到临床使用但还没达到法律法规要求的应用。这些应用让人们看到了希望，展现了一定的潜力，商家也运用了巧妙的营销手段，但是正如外科医生兼作家阿图·葛文德（Atul Gawande）[1] 在接受经济学家泰勒·考恩（Tyler Cowen）的采访时所说："它们提供了大量数据，需要临床医生使用并将其整合到实践中，但这些信息还不能以目前的方式真正改善患者的治疗效果。"[2]

我们正处于这类技术发展的中间阶段。不可否认，可穿戴设备的市场

---

[1] 美国政府健康政策顾问、哈佛医学院教授，他的"医生三部曲"《最好的告别》《医生的精进》《医生的修炼》已成经典之作。这 3 本书的中文简体字版已由湛庐策划、浙江科学技术出版社出版。——编者注

[2] Mercatus Center, "Atul Gawande on Priorities, Big and Small (Ep. 26)," Medium (*Conversations with Tyler*, July 19, 2017).

潜力是巨大的。据一家咨询公司估计，到本书出版时，这个市场的规模将超过340亿美元。[①] 然而，我们仍然处在通过多变量患者方程式改变大多数疾病的诊断和治疗方式的精准医疗初始阶段。

另外，这个领域已经出现过一些备受关注的失误，这些失误很容易让人对整个被过度炒作的"医学数字化突破"领域产生质疑，如提拉诺斯公司（Theranos）的血液检测技术、IBM的超级计算机沃森及谷歌的Verily血糖监测智能隐形眼镜项目（稍后我会详细地谈论这3个例子）。在本章中，我想探索一些现有的设备，但我希望带着一种特殊的观点去看待它们背后的问题，即过度关注可穿戴设备本身，可能会令我们忽视整体健康数据的重要性。无论这些设备的研发公司怎样宣传，要想实现真正有意义的医学变革，仅靠一款智能手环这样的设备是远远不够的。

当这些手环收集的数据成为精准医疗中患者方程式的输入，并成为不断优化反馈环节的一部分时，真正的变革将自生命科学行业内部产生，而非科技行业。最大的影响并不是来自单独使用这些新技术，而是来自其与生命科学行业正在研发的且已经被理解的技术一起使用，也就是与严格的科学药物研发、设备开发以及对医学的合法理解一起使用。实现这些技术或认知的真正意义需要巨大的投入，这将由制药公司、医疗设备公司和患者倡导组织共同来完成，他们既有资金去建立这些患者方程式，又有长期的商业利益驱动来利用所收集的信息。

在医疗保健和生命科学领域，最聪明且最持久的商业成功将是这样的：以有意义和可测量的方式将技术与基础生物学、生理学、认知科学和行为学系统地整合起来。话虽如此，我并不想低估那些令人兴奋的设备和

---

① "Wearables Momentum Continues," *CCS Insight*, February 2016.

创新——从"智能"的一切到声称可以改变我们生活和未来的可摄入设备、可植入设备。我们生活在数字世界中，对未来的数字世界充满了期待，这是令人兴奋的。我确信，这些技术本身不会推动更健康的未来，但它们将是未来的一部分，且是必不可少的一部分。

应用程序是骗局吗

一款名为 Cardiogram 的心电图应用程序，适用于苹果智能手表等设备，它可以将佩戴者的心率和步数数据发送到名为 DeepHeart 的机器学习算法中，旨在预测睡眠呼吸暂停、高血压、糖尿病的早期征象。[1] 它的房颤筛查准确率可以达到 97%，并能将患者分到心血管问题的风险组。[2]

总部位于英国的巴比伦公司（Babylon）声称，它们能完善本公司的服务平台 WebMD，并能在其应用程序中用人工智能来诊断患者，且比真人医生做得更好。公司创始人阿里·帕萨（Ali Parsa）对《金融时报》（*Financial Times*）说："我认为它无法像真人医生那样好。但我认为它的精确度会是真人医生的 10 倍，因为人类的大脑达不到这种程度。"[3] 而发表在《柳叶刀》（*The Lancet*）上的一项研究对这一声明提出了质疑："巴比伦公司的研究并未提供令人信服的证据，以证明其诊断和分诊系统能在任何情况下都比真人医生表现得更好，甚至它的表现有可能要差得多。"[4]

① Caroline Haskins, "If Your Apple Watch Knows You'll Get Diabetes, Who Can It Tell?," *The Outline*, February 21, 2018.

② "Cardiogram—What's Your Heart Telling You?," Cardiogram.com, 2018.

③ Madhumita Murgia, "How Smartphones Are Transforming Healthcare," *Financial Times*, January 12, 2017.

④ Hamish Fraser, Enrico Coiera, and David Wong, "Safety of Patient-Facing Digital Symptom Checkers," *The Lancet* 392, no.10161 (November 2018): 2263–2264.

另一款应用程序是 Healthymize，它可以通过监听用户在使用智能手机通话时的语音和呼吸模式，检测用户是否有慢性阻塞性肺疾病的征象，并向用户和护理人员发出警报。[1] 还有一款名为 Migraine Alert 的应用程序，被用于预测偏头痛发作。它会收集一组可能的触发因素，如天气、活动、睡眠、压力等，并使用机器学习创建个性化的预测。例如，对于一名偏头痛患者，如果这款应用程序记录了 15 次发作情况，那么它此后的预测准确率就可以达到 85%。[2]

随着时间的推移，这些应用程序和其他类似应用程序的临床价值可能会得到证实，也可能不会。能以 85% 的准确率预测 3 天后的偏头痛发作，是一回事；[3] 但能帮助患者实际做一些事情来预防偏头痛发作，指导他们接受治疗，或改变他们的行为、所处环境，使他们的偏头痛发作次数能逐渐减少，又是另一回事。机器生成的信息有时似乎确实可以给人留下深刻的印象，但是，除非这些信息是有用的或具有可操作性的，否则，一旦最初的震惊感消退，你就很难看出这些信息的价值。

此外，我们还需要质疑，研究中的被试患偏头痛的频率是多少。如果他们平均每周有 6 天会偏头痛发作，而我们不需要任何其他信息，便猜测他们每天都会偏头痛发作，那么准确率也将高达 85.7%。这并不是在挑研究的毛病，而是我们需要对其科学严谨性负责任，并确保我们正在创建的预测与有用的预防和干预相结合，或至少给出有用的预防和干预措施。我们需要能将数据与对疾病进程的深入了解相结合的系统，才能为患者创造

---

[1] Eric Wicklund, "MHealth Startup Uses a Smartphone App to Detect Sickness in Speech," *mHealthIntelligence*, November 13, 2017.

[2] Dave Muoio, "Machine Learning App Migraine Alert Warns Patients of Oncoming Episodes," MobiHealthNews, October 30, 2017.

[3] Second Opinion Health, Inc., "Migraine Alert," App Store, August 2017.

有用的结果。也就是说，我们需要的不仅仅是原始数据。当然，我们需要的更不仅仅是产品营销。

智能宠物可穿戴设备

如今，不只应用程序如此多样，还有可穿戴设备。在 2017 年的美国国际消费类电子产品展览会上，超过 250 家参展商展示了可穿戴设备类别的新产品，这些新产品涉及智能戒指、智能运动鞋、智能睡衣，以及智能宠物项圈。[①] 一家公司声称，他们开发出了一种能感知情绪的手环，这种手环能告诉佩戴者，他当前是开心、悲伤还是压力过大。[②] 另一家公司则声称，他们开发出了一种能检测惊恐发作的传感器，这种传感器配备了一个可以引导使用者度过惊恐发作的应用程序。[③] 将这种情绪传感器与宠物项圈结合起来，可能会催生出一个全新的市场，用于追踪宠物的内心生活。

不久前，苹果公司申请了一项新的可穿戴设备专利，这引起了媒体的关注。这是一种珠宝饰品，它的心电图检测能力甚至超越了苹果智能手表。无论佩戴在身体的哪个部位，它都能生成准确的读数。[④] 美国西北大学的研究人员开发了一种能分析汗液的皮肤贴片，可以监测血糖水平和其

① Victoria Song, "The Most Intriguing Wearable Devices at CES 2017," *PCMag*, January 9, 2017.

② Karthik Iyer, "Sence Wearable Band Accurately Tracks Emotional States & Productivity," *PhoneRadar*, November 26, 2016.

③ Andrew Williams, "Panic Button: How Wearable Tech and VR Are Tackling the Problem of Panic Attacks," *Wareable*, December 3, 2015.

④ Ananya Bhattacharya, "Apple (AAPL) Filed a Patent Application for a New Kind of Heart-Monitoring Wearable," *Quartz*, August 11, 2016.

他健康指标。① 谷歌的生命科学部门 Verily 表达了一个愿望，那就是使人体能像赛车一样产生大量的实时生理数据，他们计划通过为人们提供血糖监测智能隐形眼镜、能消除手抖动的餐具等工具来实现这一目标。②

可以想象，在未来的世界，这些设备真的会带来有意义的改变。例如，人们家中有 3D 药物打印机，它每天早晨会根据智能马桶收集垃圾产生的数据，为人们定制营养补充剂，优化人们一天的营养摄入。我们也可以想象一下，植入或吞入式设备能测量体温、心率和血液化学成分，这些设备在我们的生活中默默运行，不需要特别关注，就会将数据发送到云端，云端会反馈提示和建议。但我们在临床验证的实用性方面还没有达到这个程度，甚至还差得很远。

至少可以说，时尚的医疗与真正的医学、华丽的医疗表象与真正的医疗价值之间的界线是模糊的，并且正在变得越来越模糊。人们很容易将所有这些设备都视为一种医疗时尚，或至少将它们视为一系列与传统生命科学领域完全不同的商业产品。提拉诺斯公司的失败就是一例。该公司筹集了超过 7 亿美元资金，承诺能开发出有突破性的血液检测技术，结果发现这一技术是建立在基础不稳定的平台上。③IBM 的沃森本应利用数据来治疗癌症，最后却推荐了不安全的治疗方案。④ 而谷歌开发的血糖监测智能隐形眼镜项目，在大肆宣传后就立即被取消了。⑤

① Brad Faber, "Skin Patch: New Device Collects Sweat To Monitor Health [Video]," *The Inquisitr*, November 26, 2016.

② Jonah Comstock, "Verily's Goal: Make Our Bodies Produce as Much Data as Our Cars," MobiHealthNews, October 3, 2017.

③ Polina Marinova, "How to Lose $700 Million, Theranos-Style," *Fortune*, May 4, 2018.

④ Felix Salmon, "What Went Wrong With IBM's Watson," *Slate*, August 18, 2018.

⑤ Michela Tindera, "It's Lights Out For Novartis And Verily's Glucose Monitoring 'Smart Lens' Project," *Forbes*, November 16, 2018.

实际上，即使是目前最好的可穿戴设备也存在问题。其中一个问题是，用户并不使用它们。一项研究显示，在购买智能服装的人中，有 1/3 的人不再穿它们。[①] 很多佩戴健身手环、智能手表和智能眼镜的人发现这些设备令人不舒服且不时尚，或不便于充电，又或与智能手机不同步。如果这些设备能产生更多具有指导意义的健康信息，或许人们可以克服这些问题。如果你因为不再关心步数而停止佩戴追踪器，这是一回事；但是如果它告诉你的不是步数，而是你的化疗是否有效，那就是另一回事了。

电池技术问题可能是影响人们持续佩戴设备并从中获取有用数据的最大障碍。除了可穿戴设备，其他行业也在研究这个问题。无论是汽车、房屋，还是可穿戴设备，电池在存储电量和续航时间方面都会变得越来越好。商家提供的电子设备——从电机到微芯片，在使用电力方面将变得更加高效。无线充电技术继续发展，一些很有前途的技术可以让充电设备在更远的距离工作。所以，至少就涉及精准医疗的可穿戴设备而言，解决充电问题可能只是个时间问题。材料科学和电气工程领域正在致力于解决这些问题。同时，我们也需要关注其他问题。

发表在《公共科学图书馆·医学》杂志（*PLOS Medicine*）上的一篇报告解释说，尽管外界炒作甚嚣尘上，但没有证据表明可穿戴设备能影响人的行为，更不用说改善人的健康状况了。[②] 研究人员指出："许多可穿戴设备都有一个问题，那就是'在没有问题的情况下寻求解决方案'。"使用这些设备的人本来就已经很健康了，他们不会长时间坚持使用可穿戴设

---

① Eric Wicklund, "MHealth Engagement Issues Still Stand Between Wearables and Healthcare," *mHealthIntelligence*, May 13, 2016.

② Lukasz Piwek, David A. Ellis, Sally Andrews, and Adam Joinson, "The Rise of Consumer Health Wearables: Promises and Barriers," *PLOS Medicine* 13, no. 2 (February 2, 2016).

备，最重要的一点是，这些设备产生的数据并未被证明具有重要意义。

最后，数据误解也是一个重要问题。瑞典的一项研究表明，低静息心率与暴力倾向之间存在相关性。[1]但是，存在相关性不等于存在因果关系，如果这些信息被用来分析个人，或据此判定某人有罪，显然是我们过度解读了数据。发表在《页岩》（*Slate*）上的一篇文章对工作场所使用数据的意义提出了质疑：举个例子，假设我们基于一个想法——休息好的员工会做出更好的工作来收集员工的睡眠数据，而你的经理根据你是否休息得好来决定给你分配的项目，这会产生什么影响呢？[2]我花了很多时间与生命科学行业的各方人士交谈，他们都告诉我一个类似的事实。人们多年来一直在谈论精准医疗，然而它把我们带到了哪里？实际上，我们走进了许多死胡同，寻求那些在经过严谨的分析后大都只是幻象的治疗方法。几代人以来，临床试验一直以相同的方式进行，这自有它的道理。

并不是所有由技术驱动的行业变革预测都成真了，但这并不意味着我们没有取得惊人的进步，也并不意味着我们并未站在真正变革的边缘。即使面临未解决的问题和疑虑，我们也不应因噎废食。持怀疑态度是合理的，在科学能证明其错误之前，持怀疑态度是明智的。但是，如果你没有看到事物背后的潜在价值，你可能就会错过未来。我和其他任何人一样持怀疑态度，我在本书后面的章节中还会讨论，可穿戴设备和智能手机应用程序在向公众推出之前，应该如何接受与处方药相同的监管与审批。它们并没有改变我们的生活，至少现在还没有。需要注意的是，我们容易犯的错误是假设它们的潜力不存在，以及实现这种潜力要花的时间比现在看起来要长得多。

---

[1] Elizabeth Weingarten, "There's No Such Thing as Innocuous Personal Data," *Slate*, August 8, 2016.
[2] 同上。

设备背后的算法

华丽的表象和新闻头条往往使我们忘记，问题的关键与设备本身无关，与应用程序无关，通常也与前端技术无关。关键在于设备背后的系统，这才是值得关注的地方。即使是最新奇、听起来最具未来感的新设备，其主体也大都建立在已经存在了很多年，甚至几十年的传感器技术上。智能手机和智能手表中的加速度计使用了同样的压电技术——某些材料在受到机械应力时产生电荷的能力，[①] 这种技术过去曾帮助人类登上了月球。计步、睡眠追踪、通过在皮肤上照射光线来测量脉搏，这些可能是新的应用，但其基础技术的发明可以追溯到 20 世纪五六十年代。

目前，确实有一些令人兴奋的新传感器技术，如监测癌性肿瘤微小代谢变化的技术，或通过皮肤贴片连续监测血液化学状况的技术。但最令人兴奋的、用于延长和改善生活的传感器大多早已在亚马逊官网有售，并且已经在市场上销售多年（尽管很长一段时间以来，它们的尺寸要比现在大得多）。真正能带来改变的不是可穿戴设备本身，而是其背后的算法。这些算法拥有足够的数据统计和计算能力，能完成实际需要的工作，并发现强有力的关联性。

在不久的将来，这些算法有望利用一个人佩戴的设备所收集的数据，结合基因信息等其他输入，来预测他是否可能患上抑郁症、阿尔茨海默病、癌症等疾病，这是完全可以实现的。它们可能会捕捉到这个人手上几乎察觉不到的动作，引发警报，提醒他可能会患上帕金森病。其他设备可能有助于检测家中的污染物，并指导医生进行血液检测，或利用睡眠模式

---

① "The Piezoelectric Effect—Piezoelectric Motors & Motion Systems," Nanomotion, August 28, 2018.

来调整治疗心脏病药物的剂量。这些设备可能不仅会测量用户的静息心率，还可能根据用户的新陈代谢、病史和所处环境，以及当天早些时候是否吃了芝士汉堡等，通知用户什么时候锻炼效果最好，以及需要多少运动量。

全球数百万人将智能手机放在口袋里或戴在手臂上，这可以大规模地收集数据，否认这种设备所具有的医疗潜力是短视的。智能手机对于医学研究的影响，就如同可靠的互联网颠覆了整个科技行业的规则一样。20多年前，在开始创办 Medidata 时，我们就主张临床试验数据可以且应该存储在云端，供所有临床试验的被试随时查阅，当时这一主张被许多人质疑，如"如果医生没有电脑呢""如果互联网线路无法正常工作呢"。我们的一个关键洞察是，我们意识到一个转折点正在迅速到来：医生将配有电脑；医生不仅会用它来上传临床试验数据，还会用它来管理病历、账单，并告诉家人他们何时会回家吃晚餐。在不到 10 年的时间里，这种互联网连接已发展到无所不在。

互联网的发展与智能手机的发展是一样的。每个人身体附近的连接激增，是产生传感器数据世界的转折点。加速度计已经存在了几十年，它们常被安装在医疗设备、计步器和玩具中。但是突然之间，它们成了智能手机的一部分，使得我们可以持续测量人们的数据。尽管我没有参与苹果手机早期设计的任何讨论，但所有可获取的信息都表明，为了延长电池寿命，苹果手机内部安装了加速度计。电池问题及其局限性再次出现，而这次不再成为要求患者服从可穿戴设备的限制因素，反而成了推动创新的催化剂。正如乔布斯所演示的，最早的苹果手机会根据使用情况自动关闭屏幕，如当用户在打电话并将电话贴在脸上时。将电池节能的加速度计纳入手机设计，是不是医疗设备全球性变革的宏伟计划的一部分？当然，这可能是计划的一部分，但最简单且最有可能的解释是，只有在这项技术进入手机之后，人们才意识到它在医学方面的作用，如使用加速度计来计算每天走的步数。

坦白地说，我们甚至还没弄清楚我们通过现有的传感器收集到的所有潜在测量数据。前身为诺基亚健康（Nokia Health）的 Withings（法国数字健康产品和服务开发商）使用电阻测量作为心脏健康的指标；而几十年前，这款应用甚至没有进入任何人的视线。

当然，测量我们每天走的步数本身并没有什么意义，除非我们能发现一个人每天走的步数与我们感兴趣的医疗结果有某种关联，如正在加重的癌性肿瘤负荷。如果这些数据的相关性足够强，那么给癌症患者配备一个 Fitbit 智能手环可能有巨大价值，尤其当这种方法比其他任何现实手段能让我们更快地发现肿瘤负荷的加重。这就是这些设备在精准医疗中起到的作用。同样，用智能马桶分析身体的排泄物可能听起来像个笑话，若我们确实能从中发现一些可测量的生物标志物，它们可以告诉我们是否有人会对一些新的益生菌产生良好的反应，或身体内微生物群落中的微生物种类相对丰度是否具有预测价值。

这些可穿戴设备和智能设备的闪光之处远超越其表面价值，其真正的价值在于帮助我们更好地理解疾病——但是，我们需要通过严谨的研究（包括临床试验）来发现这一点。这个过程没有捷径可走。我们需要进行艰苦且高成本的工作，测试上文提到的关联性，并确定在寻找有助于测量和预测患者疾病结果的输入时，真正重要的是什么。

这就是生命科学行业可以发挥作用的地方。当我们研究肿瘤负荷时，患者每天所走的步数能告诉我们很多信息，但关于谁将会得阿尔茨海默病，它却什么都不能告诉我们。或许，可能会出现完全相反的情况。有一个行业正在投入资金和精力来测量、理解癌症和神经退行性疾病的发展过程。制药公司和医疗设备公司已经在严格的科学和监管框架下开展研究项目。考虑到这些数字化测量的增量成本很低，将它们纳入现有的研究项目并用于解决以上这些问题，是一个很好的机会。真正有价值的是数字化测量，而非设备、应用程序，以及关于智能眼镜的新闻。

传感器领域的发展的确令人感到兴奋，但最令人兴奋的是，使用传感器数据来定义、衡量和创建疾病的数学模型的科学。这些模型可以带来更好的结果，并为医疗保健和生命科学领域中的所有人带来巨大的好处。医生能在治疗患者的过程中取得更成功的结果，制药公司会研发出更有针对性且更有效的药物，而付款方将在管理大量患者方面取得更大的成功。精准医疗将帮助我们发现新的药物研究方法，揭示可能改变人群健康状况的流行病学新发现，以及设计出新的临床试验方法。

让我们从恒温器开始

在接下来的章节中，我将探讨一些发挥正确作用的应用程序，这些应用程序利用新技术来帮助我们更好地了解疾病，产生具有指导性的信息，并改善人们的健康状况和提升幸福感。我们可以先从医学领域以外的一个非常简单的例子开始。谷歌的智能恒温器（Nest Learning Thermostat，以下简称 Nest）是首款大规模进入市场的智能恒温器。用户开始使用时要输入一些数据，如他们希望房间内的温度是多少，他们什么时候离开房间，什么时候回来。几周之后，Nest 开始能做出预测，知道用户什么时候在家，什么时候不在家，并在房间没有人时将系统自动切换到节能模式。[1]

---

[1] "Nest Learning Thermostat—Programs Itself Then Pays for Itself," Google Store, 2009.

它会根据用户的生活习惯调整自己的时间表，并向用户学习。

通过有限的输入和持续的学习，用户的能源使用情况和舒适度都得到了优化。这好比温度控制版的患者方程式。输入、算法、输出和收益，这些只能用在你的家中，而非你的健康管理上，至少现在还不能。也许有一天，我们能研发出智能床垫，它会提供输入，并与智能空调相结合，通过控制卧室内的温度来优化睡眠模式。我们要一步一步来。

家庭供暖和制冷市场似乎已经被 Nest 永久性地改变了。在谷歌或亚马逊官网上快速搜索一下，你就会发现大量后来进入这个市场的公司，包括传统恒温器的老牌制造商在内的大部分公司都宣称他们能集成苹果的家庭自动化平台（Apple HomeKit）、亚马逊的智能助手（Alexa）或谷歌的智能家居平台（Google Home）。如果我们把恒温器视为患者方程式中的传感器和系统，那么这个类比可以扩展到后文将讨论的理论平台，它们收集并应用所有这些输入和算法，从而更全面地管理我们的健康。

在恒温器的使用上，关键是在合适的时间使合适的房间达到合适的温度。而在精准医疗中，关键是**在合适的时间为合适的患者提供合适的治疗**。我们期望使用传统医疗方法、数字仪器和数学知识，将所有这些结合起来，找出应该治疗哪些人以及如何治疗他们，哪些人不需要接受治疗。我们很难预测未来，但我们开始拥有预测疾病、预测药物效果、预测医疗未来的工具；我们开始拥有提高患者生存价值、延长高质量生活年限的工具。我们可以利用数据提供更精确的治疗方案，让致命性疾病转变为慢性病，让慢性病转变为可治愈病症。接下来，我将带你了解在这方面已经做得很好的领域，以及哪些领域可以为人类健康的其他方面提供模型。

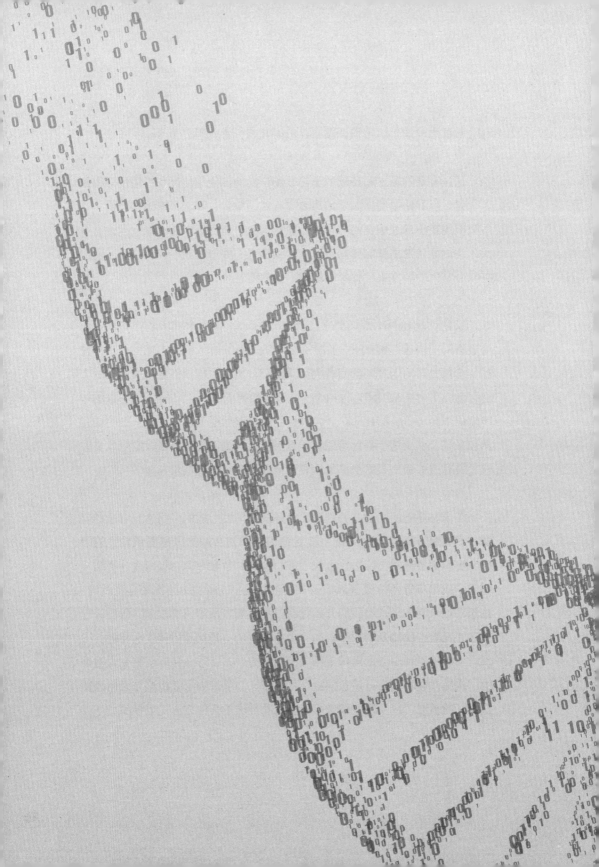

The Patient
Equation

第二部分

将数据应用于
疾病诊疗

The Patient
Equation

第 4 章

排卵追踪手环：
帮助女性成功孕育

三二三

患者的工具箱中
有了
更多的工具

THE PATIENT
HAS MORE TOOLS
IN HER TOOLKIT

———

THE PATIENT EQUATION

　　在一个正常的月经周期中，女性怀孕概率较大的时期只有不到 10 天。对想要备孕的夫妇来说，确定这些日子可以说是一项至关重要的任务，但是长期以来，可以用来准确预测这些日子的工具或方法存在严重的缺陷。如日历推算法，女性用过去的月经周期来预测现在的周期长度，这种方法大概只有 30% 的概率可以确定怀孕的日子，这几乎和碰运气没多大区别。再如体温推算法，为了准确预测怀孕时间，女性早上醒来第一件事就是测量直肠体温，期待看到升高的 0.4℃。这种温度升高通常出现在女性排卵期的末段，但此时基本上已经太晚了，女性无法采取有效的行动。还有宫颈黏液法，它需要女性解读宫颈黏液从黏稠变为浑浊再变为油滑的细微变化。①

　　无论女性采取哪种方法，都是在试图将一个复杂的、涉及多个变量的过程简化为一组测量数据，且只有一个数据源。再加上收集这些数据的不便和解读上的潜在困难，女性真的很难得到有用且准确的信息。因此女性无论选择哪种方法，都无法保证她们能确定尝试受孕的最佳日期。

① "What's the Cervical Mucus Method of FAMs?," Planned Parenthood, 2019.

从患者方程式的角度来看，虽然排卵受到多个输入的影响，但它比我们在医疗保健中处理的大多数问题更接近于 Nest。它是一个闭环系统，只有一个"是或否"的输出：是否有卵细胞被释放。虽然为了得到比传统单变量测量更准确的结果，需要解一个复杂的患者方程式，但它远比后面章节所涉及的内容要简单。预测排卵期是迈向患者方程式世界的一小步，但在迈出这一步的过程中，我们可以学到很多如何将新技术成功应用于实践的知识。

女性排卵追踪手环 Ava

Ava 是 Ava Science 公司于 2016 年上市的一款女性排卵追踪手环，已经获得 FDA 的批准，并已在 36 个国家进行销售。随着目前全球最大的女性健康测量数据库的建立，Ava 手环的预测能力和洞察力正在逐步改进。Ava 手环是无侵入性的，女性可以戴在手腕上。睡觉时，它通过使用温度传感器、加速度计和光学体积描记（检测皮肤不同层的变化），收集关于脉搏、呼吸频率、心率变异性、睡眠持续时间和阶段、皮肤温度和血流灌注指数（反映组织的血流供应情况的指标）等信息，以及女性通过智能手机应用程序输入的关于自身月经周期和性行为时间的数据。Ava 手环使用这些多变量数据来预测女性月经周期中的排卵日，对女性参与度和耗费精力的需求相对较少。最新报告显示，Ava 手环的预测准确率为 89%。

Ava 手环幕后的算法既是诊断性的，又是处方性的。它能识别出女性受孕的日子，然后告诉夫妻双方什么时候应该发生性行为，以最大限度地增加怀孕的概率；而如果用户用它来避孕，它就可以告诉他们何时不要发生性行为。进行诊断，然后采取可行的干预，这两方面都是数据技术的有效应用。例如，如果仅仅告诉某人他可能有患阿尔茨海默病的风险，而不告诉他应该采取的行动，也不告诉他可以改变结果的干预措施，那么这样的诊断价值非常小。

《纽约时报》的一篇文章称，一位女性发现她的受孕时间大约提前了一个星期，因为她的月经周期比大多数女性的要长，而常规的经期追踪应用程序无法检测到这一点。[①] 在戴上 Ava 手环几个月后，她怀孕了。毫无疑问，还有无数其他类似的事例。2019 年，Ava Science 公司宣布，已有 20 000 名佩戴 Ava 手环的女性生下了宝宝。但 Ava 手环只是个开始，当前的算法也只是个开始。随着该公司从世界各地的女性身上收集和追踪到越来越多的信息，其数据科学家有了两个目标：一是继续提高排卵预测的准确率；二是能与女性健康建立更广泛的联系。这是在 Ava 手环出现之前因为数据不足而无法考虑的。

举几个例子：女性的生理周期如何影响情绪波动、头痛问题和整体健康状况；如何理解、管理女性在怀孕期间和更年期的激素波动问题；以及如何使用这些数据来发现女性患心脏病、癌症等疾病的早期征象。该公司已经启动了一项研究，追踪一组患有未足月胎膜早破的住院女性，试图研发一种能在传统方法检测到感染前就提示感染的数据模式。[②]

从 Ava 手环旨在帮助夫妻备孕的最初目标开始，公司长期以来的规划就是拓展其功能，使 Ava 手环能给所有年龄阶段和有生育目标的女性带来实质性的帮助。在一次采访中，该公司的联合创始人兼首席执行官帕斯卡尔·凯尼格（Pascal Koenig）告诉我："我们的愿景是了解激素变

[①] Janet Morrissey, "Women Struggling to Get Pregnant Turn to Fertility Apps," *New York Times*, August 27, 2018.

[②] Dave Muoio, "Ava Announces New Feature for Cycle-Tracking Bracelet, Clinical Study," MobiHealthNews, January 31, 2018.

化对女性一生的影响：从初次月经开始，一直到更年期，甚至可能到更年期之后。"[1]

凯尼格还说道："这涉及整个生育过程，从帮助备孕的夫妻解决问题，到为使用激素的人提供避孕建议，再到为孕期女性提供监护，甚至包括更年期问题，这是一个尚未得到充分研究的领域。我们的目标是提供能在这些关键阶段影响人们生活的产品和服务。"

数据创建了一个让持续改进成为可能的反馈循环：收集的数据越多，我们就能越精细地改进算法，使预测变得更精确，从而可以测试更多的假设，最终可以得到更多的知识和信息。当然，如果新的数据源在算法中能增加附加值，或技术能使它们更容易被捕获，那就有机会添加更多的数据源了。

凯尼格还解释道："我们从一个较小的数据集开始，然后深入研究这些数据，试图真正理解它们，看看能添加什么，以便让预测更准确。现在，我们使用了越来越多的要素，这是之前的人从未预料到的。当然，我们的数据科学家需要确认所发现的相关性是真实的，而不仅仅是我们应该过滤掉的误导性因素或噪声……我们看到了许多令我们意想不到的联系。"

凯尼格告诉我，其中一些联系很容易理解，而有些则很难解释。他们已经研究了跨时区旅行、夜间锻炼、睡眠质量不佳等对激素的影响，这一切都是为了试图找出产生影响的因素，以及设备能在哪些方面为用户带来价值。

---

[1] Pascal Koenig, interview for *The Patient Equation*, interview by Glen de Vries and Jeremy Blachman, February 23, 2017.

该公司在其网站上引用了一项来自 2000 年的研究，那是一篇关于血压和心率如何影响女性月经周期的论文。[1] 而在 20 年前，我们并没有在家中进行相关测量的实用技术手段，也就是说，让 Ava 手环变为现实的技术当时并不存在。上一章中提到，我们正处于历史的拐点：我们拥有了收集数据的传感器，并且有计算能力将这些数据转化为可操作的信息。在许多领域，我们都有可收集数据的传感器，但只是不知道需要寻找哪些特定的数据或指标。在女性健康和生育领域，我们很早就知道一些相关的数据层面和指标，但直到最近，才研发出了必要的可穿戴设备，使日常持续收集数据成为可能。

患者角色的转变

Ava 手环这类设备使患者能以前所未有的精确度来掌握自己身体的情况。患者不再只是信息的被动接收者。在医患关系中，不再是只有生育专家掌握所有信息，即不再是他们单方面告诉患者其身体发生了哪些变化，以及何时采取行动才能最大限度地提高怀孕的概率，患者也可以参与自己的护理，掌握自己的信息流。患者能积极地做出决定，治疗自己，而不仅仅是去看医生。Ava 手环让患者可以在家中追踪一些原本只能在医院或诊所获取的信息，这只是一个例子，当我们探索其他健康状况时，这种自我监测和管理的方式便能得到更广泛的应用。

当然，这一转变同时也带来了新的责任。为了获取所需的信息，患者会被迫承担更多的护理责任。在一个依赖技术的医疗环境里，仅仅去看医生是不够的。患者需要持续使用 Ava 手环，查看结果，并根据信息采取行

---

[1] "Ava's Research—Science-Backed Technology | Ava," Ava, 2015.

动。对 Ava Science 公司来说，它不仅要让受过教育的医学专业人员能理解这些信息，也要让相对不那么精通医学知识的终端用户能理解。这并不是说医生的角色被消除了，如果有位使用 Ava 手环的女性成功怀孕，那么她第一步依然是去看妇产科医生。换言之，患者的工具箱中有了更多的工具。

从行业角度来看，我们过去从未真正考虑过信息的呈现问题，即设备的形式和设备的可访问性。从某种程度上说，从前的医疗设备产品使用起来有些困难也没关系，因为它们是由训练有素的专业人士操作使用的。但现在，情况不一定是这样了。

在以前，检测女性的宫颈黏液或基础体温是侵入式的，很耗时，女性必须将之作为早晨起床后第一件要做的事情，这会打乱她们的生活节奏。而 Ava 手环使用起来就方便多了，用户可以进行设置，让它自动与手机同步。更值得称赞的是，Ava 手环的设计者还巧妙地构思出了一种用户互动模式，让它能保持充足的电量——每次用户为 Ava 手环充电时，数据会自动同步到手机。这一构思，使得充电、数据同步和继续使用 Ava 手环形成了一个良性且合规的循环。当然，这在诊所里并不成问题，因为当患者已经身处医生的办公室时，没有人会担心验血太麻烦。但是在家中，在患者没有医疗服务提供者监督的情况下，这就显得极其重要。

从商业角度来看，一系列不同的模型正在发挥作用。Ava Science 公司不仅考虑到了潜在用户，还考虑到了医疗专业人员。如果有人有生育方面的问题，医生可能会从工具箱中拿出 Ava 手环，让患者在进行进一步治疗前先尝试使用它。从付款方角度来看，保险公司可能会说，在他们支付试管婴儿或其他昂贵的干预费用之前，患者必须先充分尝试各种方法，以排除无法怀孕仅仅是怀孕时间计划错误造成的问题。

服从的动机

在共同创办 Ava Science 公司之前，凯尼格已经在数字健康领域工作了多年。他发现，当人们的目标是自己热衷的事情，而非医生告诉他们去做的事情时，他们更愿意配合戴上设备。"我在让充血性心力衰竭患者佩戴设备或填写调查时，遇到了很多的困难，"他解释说，"但是对于想要怀孕的女性，她们非常有动力配合。"

当 Ava 手环使用起来有充分的便捷性时，效果就更好了。凯尼格承认，仅从医学角度来看，手腕并不一定是佩戴设备的最佳部位，但他在测试中发现，佩戴在手腕处的效果最好，因为它对用户生活的干扰度最小。随着时间的推移，该公司一直在改进 Ava 手环，试图消除用户的不适，使其更容易扣合，减少用户在夜间意外打开它的可能性，并使其更容易充电——当它与用户的手机同步时，它会自动充电，而不需要进行其他操作。凯尼格表示，对于健身追踪器，人们抱怨必须每天充电……对于 Ava 手环，他们希望佩戴它成为一个简单的日常动作，用户只需给它充电和与手机同步。

同时，我们也在追求一种平衡：既要确保数据的准确度最高，又要为用户创造他们愿意接受且乐于使用的体验。"测量尿液或唾液可能会提高产品的准确性……但让人们愿意使用它才更为关键。如果你与全球各地的 100 位医生交谈，他们都会告诉你做出诊断需要血液检测结果、测量阴道体温等，这些从医学角度来看确实可能更精确。然而，即便如此，要说服人们去做这些测试也是一项巨大的挑战。"相反，我们的目标是取得一种平衡——只要达到足够的准确性即可。就 Ava 手环而言，其准确率已经达到了 89%，这已经远远超过了单一变量测量所能达到的水平，所以至少在现在，这种平衡是有成效的。

"不能排卵"的男人

在见到凯尼格之前，我其实已经买了一个 Ava 手环，因为我真的很想了解这款设备。我有一个习惯，喜欢尝试每一款最新、最好的活动追踪器，但是 Ava 手环远远超出了我的兴趣范畴。我戴了几个星期，有些测量数据确实很有趣，如它测量了我的静息心率、血流灌注和压力水平，这些数据对于男性在某些方面的应用上和对想要怀孕的女性来说一样有意义。好在它没有告诉我，我正在排卵。而凯尼格强调，我们需要专注于解决实际问题，并确定我们的目标市场，而不是试图涵盖所有人和所有的病症。"我们在女性健康领域看到了一个明显的机会，并希望在这个领域做到全球最好。我们不想和 Fitbit 竞争。我们想要在女性的生育之旅中，成为她们的引导者。"

需要强调的一个重点是，对某一受众群体有效的设备，并不一定对另一个受众群体有效。这不仅仅是技术的问题，还涉及针对具体问题定制设备的问题，即找到用户想要得到解答的问题，然后构建最适合解答这些问题的系统，并利用最有意义的数据输入，最后找到最能解决问题的硬件。

在热门领域中寻找定位

Ava Science 公司并非生育领域唯一依赖数据驱动的科技公司。有许多公司成功地将其产品对准了女性生育之旅的特定阶段。例如，伯鹿（Bloomlife）有一款可穿戴设备可以记录女性在怀孕最后阶段的宫缩情况……不过，就像 Ava Science 公司一样，该设备的研发公司计划在初次进入市场的基础上对它进行功能的扩展。[1]该公司的首席执行官告诉移动健康新闻网站（MobiHealthNews）："我们的传感器可以追踪的信息远不止宫缩。我们可以监测胎儿的运动、胎儿的心率、孕妇健康等各个方面的信息，所有这些都通过同一个传感器来进行，区别在于其本质上是升级的软件和算法。"[2]他们是从监测宫缩情况开始的，但显然，他们的目标是为女性的整个怀孕周期提供数据支持，甚至试图在更长的时间内为她们提供数据支持。

还有一些是面向男性的产品，如医疗电子系统公司（Medical Electronic Systems）推出的YO精液分析仪，这款设备可以在家通过智能手机操作；[3]砂岩诊断公司（Sandstone Diagnostic）开发的Trak系统，可以提供具有类似精液分析功能的在家测试套件和应用程序。[4]这些都是潜在患者的需求点，让患者在看医生之前可以自己先做些事情，并拥有可收集个人医疗信息的工具。

对于不孕症这样的病症，经过精心设计、临床验证的患者方程式能产生的输出相当直接。就拿Ava手环这种设计良好的产品来说，用户想要的是可以改变自身生活的可操作信息。但当我们观察慢性病时，情况变得更加复杂，因为慢性病的风险可能更高，且用户求助的需求是持续的，而不仅仅是用户生活中的特定时期。在下一章，我将探讨两种慢性病——哮喘和糖尿病，对于这两种疾病，技术已经开始真正改变患者的生活。与Ava手环相对简单的系统相比，虽然慢性病带来的挑战更大，但可能带来的收益也更加丰厚。

[1] "Bloomlife," 2019.

[2] Jonah Comstock, "Bloomlife Gets $4M for Wearable Pregnancy Tracker," MobiHealthNews, August 15, 2016.

[3] "YO Sperm Test | A Male Fertility Test You Can Use At Home," YoSperm Test, 2017.

[4] "How the Trak Male Fertility Test Works," Trak Fertility, 2018.

The Patient
Equation

第 5 章

一口气、一滴血：
用技术征服慢性病

这是每个
糖尿病患者的
梦想

THIS IS
THE DREAM FOR
DIABETICS

—

THE PATIENT EQUATION

从表面上看，哮喘和糖尿病似乎没有太多共同点。你越深入挖掘，就会越明显地意识到确实如此。但其实，这就是为什么我会一起讨论它们：患者方程式不仅仅是为了解决一种类型的医疗问题，也不是一个可以反复应用的模板。当我们比较哮喘和糖尿病时，会发现二者的处理方式完全不同。比如在哮喘这个问题上，我们会试图让患者远离危险因素。患者方程式的输入都是关于内部和外部变量的组合，涉及患者的呼吸状态、外部环境，以及可能存在的诱因。然而在糖尿病问题上，我们需要关注的是患者需要努力保持平衡的内部生理过程——血糖和胰岛素的调节。

哮喘和糖尿病的共同点是需要实时进行干预和调节，这与癌症不同。关于癌症，我们需要寻找与整个患病过程有关的指标，这些指标可能比传统方法更早地告诉我们病情。对于哮喘和糖尿病，患者不能只等着手机同步信息、查看应用程序或研究数据。在紧急时刻，哮喘患者需换到空气质量更好的环境，糖尿病患者需要立即注射胰岛素。如果要让患者信任这些设备或背后的算法，那就不能有任何失误，因为没有时间进行人为分析。因此，患者方程式每次给出的信息必须是正确的，它们必须能发挥作用。

走出哮喘发作危险区

维纳·米斯拉（Veena Misra）是北卡罗来纳州立大学电气和计算机工程学院的杰出教授，同时也是该大学 ASSIST 项目的主任。ASSIST 是一个名为"高级自供电集成传感器和技术系统"的纳米系统工程研究中心，这个中心致力于制造健康监测可穿戴设备和为其供电的传感器。

米斯拉重点关注的是开发超低电量需求的设备，这也是 ASSIST 努力将其产品推向市场的关键差异化因素。她在接受我的采访时解释说，他们的目标是制造完全依赖身体产生的微弱电荷而运行的设备。[1] 这意味着一旦用户将设备放在身上或放入体内，就无须再为它充电了，也就不用再管它了。目前，充电问题是使用可穿戴设备的一大障碍，这在 Ava Science 公司考虑将充电和数据同步相结合的想法中得到了证实，米斯拉及其团队希望解决这个问题。她在 2017 年接受北卡罗来纳州立大学工程杂志（*College of Engineering News*）的采访时说："我们已经确定了目标，那就是实现超低能耗。在这个领域，ASSIST 独树一帜。"[2]

米斯拉的团队开发了一款旨在消除哮喘发作的可穿戴设备。通过可穿戴的手环和贴片，以及一台需要患者每天吹气数次的肺功能测量仪，系统可以将患者的数据和环境信息结合在一起，如心率、血氧水平、水合水平以及空气质量、臭氧、一氧化碳、二氧化氮、湿度、温度等因素，并据此预测患者是否将要哮喘发作。如果预测结果是肯定的，它可以警告患者立即离开当前环境，并采取措施预防哮喘发作。

---

[1] Veena Misra, interview for *The Patient Equation*, interview by Glen de Vries and Jeremy Blachman, August 11, 2016.

[2] Engineering Communications, "NSF Engineering Research Centers: ASSIST and FREEDM," *College of Engineering News*, October 9, 2017.

2019 年 5 月，团队公布的初步测试结果显示，这种监测方式可以识别患者肺功能的生理变化，并有助于预防哮喘恶化。[1] 米斯拉的团队希望与能大规模生产可穿戴设备的公司进行合作，并希望它们可以在使用过程中收集数据以提供关于哮喘的新见解。[2] 她的团队还在研究用于心脏健康、糖尿病前期和伤口护理的应用程序，这些应用程序使用的是一系列不同的低能耗传感器。

将使用门槛降至零

Ava Science 公司努力让充电成为日常生活的一部分，但是米斯拉希望彻底消除充电这个环节。她解释说，她的目标是让患者与医疗设备进行全面连接，而且在设备使用方面没有任何障碍："就像穿上衣服一样，你穿戴上这些设备，它们从此会成为你的伴侣，并警示你关于你的健康或所处环境的情况，让你过上更好的生活。"她设想，健康的人会选择穿戴她研发的设备，这些设备可以捕捉各种病症的早期警告信号，包括工作环境中的环境暴露、心律不齐，以及为了预防糖尿病而进行的血糖指数管理。我们可以收集一些线索，随着时间的推移，这些线索可以帮助我们更好地计划什么时候应该去看医生，以获得医生的建议。

"我们不希望你必须一直通过看医生来定期测量汗液中的物质、血糖水平等。"米斯拉解释说，"新技术可以让人们了解自己的健康状况，如改变饮食会发生什么样的变化，是什么影响了人们的呼吸，等等。随着我们

---

[1] Veena Misra, "Smart Health at the Cyber-Physical-Human Interface," NAE Regional Meeting at the University of Virginia,May 1, 201.

[2] Engineering Communications, "NSF Engineering Research Centers: ASSIST and FREEDM."

获取的数据越来越多，我们可以看出哪些因素是相互关联的，以及哪些信息对预测未来最有用。"

2016 年，在北卡罗来纳州罗利市的一次 TEDx 演讲中，米斯拉发表了一次名为《可穿戴设备激活你的健康》的演讲。她描绘了一幅自供电可穿戴设备的未来图景：这些设备能激发人们的活力，提醒人们注意事项，赋予他们改变自己的能力。无论是富有还是贫穷，是健康还是病弱，都无须进行额外的设备维护，因为人体自身就是可以为传感器供电的电池。除了平均每年去医院 4 次外，人们可以在一年中其他 8 700 多个小时里接受日常监测，目前在这些时间里，人们并未得到观察监测。①

可能这有些过了。也许有些人不想被全天候监测，尤其是当身体很健康时，或自认为很健康时。也许我们并不总想知道，当我们在雾霾弥漫的城市度假时，或当我们多吃几个甜甜圈时，我们是否把自己置于了危险之中。但是，如果我们有慢性病，如哮喘，以上危险因素可能会在一瞬间危及我们的生命，那么我们可能确实想知道危险是否在靠近。而且，也许没有任何一种常见病比糖尿病更需要持续、细致的监测，这就是为什么可穿戴设备领域对糖尿病的研究如此活跃，并让人们充满期待。

完美的人工胰腺

糖尿病管理是前文提到的智能恒温器的生物版本，它是一个真正的闭环系统：患者测量自己的血糖，根据需要注射胰岛素，并按需重复操作。

---

① Veena Misra, "Wearable Devices: Powering Your Own Wellness| Veena Misra |TEDxRaleigh," YouTube Video, June 14, 2016.

这也是为什么自从可穿戴技术出现以来，人们就认为使用类似人工胰腺的解决方案来"治愈"糖尿病似乎是可以实现的。这是一场将完美的机器推向市场的竞赛，使得人们主动管理糖尿病成为过去。早在 2014 年，患有 1 型糖尿病的患者凯迪·赫尔姆（Kady Helme）就在一项临床试验中测试了一款设备，该设备将连续血糖监测仪与胰岛素泵相结合，并使用了一种能了解她身体节律的算法。之后，她在福布斯医疗峰会上发表了一次演讲，分享了自己的体验："从前，即使我把每件事都做对，我的血糖水平仍像过山车一样起伏不定。而这项人工胰腺试验基本上让我不用再进行自我管理……胰岛素泵会每 5 分钟测一次我的血糖水平，然后决定该怎么做……就像正常人的胰腺那样。"①

赫尔姆谈到，她甚至可以吃一些"不可思议的东西"，如意大利面、甜点，还可以喝酒，以前她这么做时会觉得内疚。"我真的对它进行了测试，"她说，"我必须信任这个系统。"直到试验结束，她才意识到她真的爱上了这款设备，以及它为她带来的生活品质。

这是每个糖尿病患者的梦想。然而，现实情况要复杂得多。在美国，FDA 仅批准了一种商用人工胰腺式系统，即美敦力公司（Medtronic）的 Minimed 670G 混合闭环系统，它适用于 7 岁以上的儿童和成人 1 型糖尿病患者。尽管多年来其他许多公司一直在开发自己的版本，②但这些公司的机器并不完美。最近的一项研究发现，在 15 个月的研究期内，近 40%的用户停止使用美敦力公司的这款设备。③该设备发出的警告过于频繁，

---

① Kady Helme, "Why I Miss My Artificial Pancreas," *Forbes*, December 22, 2014.

② Amy Tenderich, "Artificial Pancreas: What You Should Know," Healthline Media, April 2019.

③ Craig Idlebrook, "38 Percent of Medtronic 670G Users Discontinued Use, Small Observational Study Finds," Glu, March 25, 2019.

且难以黏附在皮肤上，此外传感器容易误读数据，还常常从自动模式切换到手动模式——从患者的角度来看，它并不比传统的血糖监测仪更好。

为 Labiotech.eu（一家覆盖欧洲生物技术行业的数字媒体网站）供稿的作家克拉拉·罗德里格斯·费尔南德斯（Clara Rodriguez Fernandez）解释说："问题在于，该系统只能在人不吃饭或不运动的时候做出预测，如果患者血糖水平过高或过低，它就会切换回手动模式。"[1]该设备并不是完全自动化的，也就是说，它不是一个闭环系统。费尔南德斯称它为"混合循环"。

费尔南德斯接着解释说，建立一个更完善的系统面临几项挑战：第一，面对血糖水平的大幅度变化，目前的胰岛素疗法需要能更快地降低血糖水平；第二，单靠胰岛素不足以像非糖尿病患者的身体那样高效地调节血糖水平；第三，算法需要更智能，并且需要更好地根据每个患者的身体对胰岛素剂量的反应来个性化地调整胰岛素的使用情况，以更有效地控制血糖水平。

确实，就第二项挑战而言，《科学转化医学期刊》（*Science Translational Medicine*）于 2019 年发布的一篇报告支持了以上观点，即我们需要一个多激素闭环系统，而不仅仅是依赖单一的胰岛素。[2]双激素系统已经可以更好地控制血糖水平，并成功地使患者远离低血糖状态。但是，实现这些目标需要三个创新，包括开发出能更好地控制血糖水平的其他稳定激素，制造能更快地起作用的胰岛素，以及设计更智能的算法。

---

[1] Clara Rodríguez Fernández, "The Three Steps Needed to Fully Automate the Artificial Pancreas," Labiotech UG, March 11, 2019.

[2] Charlotte K. Boughton and Roman Hovorka, "Advances in Artificial Pancreas Systems," *Science Translational Medicine* 11, no. 484(March 20, 2019).

迫切的需求

开放式人工胰腺系统项目（#OpenAPS）将人工胰腺系统的构建从生命科学行业中剥离出来，转移到 1 型糖尿病患者自己手中。[1] 据估计，有 1 000 ～ 2 000 名患者试图用现有的部件来组建自己的人工胰腺设备，如血糖监测仪、胰岛素泵和一台能在两者之间通信的计算机。可以预见，这个过程并不顺利。2019 年 5 月，FDA 在得知一名糖尿病患者因使用这些改装系统而过量用药后，发出了警告。[2]

这当然是一个严重的问题，但它反映了患者迫切希望拥有这些新的数据驱动工具，以管理自己的慢性病。不需要过多的解释，我们就能听懂凯迪·赫尔姆描述她使用人工胰腺设备的经历，并意识到这类设备能显著改善患者的生活。糖尿病管理是一个非常值得关注且具有开发潜力的领域，因为患者已经在使用设备来管理他们的病情了，新一代设备只是让管理变得更简便，并优化了不得不手动管理的情况。信息的实时可操作性让患者觉得糖尿病是可以被战胜的，这是人们在面对癌症和其他疾病时做不到的。许多公司在这个领域付出了很多努力，现在的挑战是改进设备，以便能更有效地控制糖尿病。

一步一步地前进

杰弗里·达奇斯（Jeffrey Dachis）是 OneDrop 公司的创始人、董事长

---

[1] "What Is #OpenAPS?," Openaps.org, 2018.

[2] Craig Idlebrook, "FDA Warns Against Use of DIY Artificial Pancreas Systems," Glu, May 17, 2019.

兼首席执行官。OneDrop 原本是一种糖尿病管理方法，它并非直接尝试解决人工胰腺问题，而是试图利用患者的数据、自身的硬件和软件平台，尽可能地实现人工胰腺的功能，不过它并未实现自动注射胰岛素的功能。从表面上看，OneDrop 只是整个行业现有产品中的更优版本，即一种更先进的血糖监测设备。它配备了精心设计的应用程序、一个直接面向消费者的试纸订阅方案，以及一个能让患者在线互联交流的社区。

但其实，OneDrop 的功能远不止这些。2018 年，OneDrop 公司推出了一套自动决策支持系统，该系统依靠患者的数据来预测其未来的血糖水平，从而帮助确定所需的胰岛素剂量。[1]该系统的后台运作算法不仅利用了患者的个人数据，还参考了其他相似用户的信息，使得预测的准确率达到了相当高的水平：91% 的预测结果在实际血糖水平的 ±50 毫克 / 分升范围内，75% 的预测结果在实际血糖水平 ±27 毫克 / 分升范围内。虽然 OneDrop 并非一个真正的人工胰腺，但它确实为患者提供了比传统的血糖监测仪更多的价值，相比之下后者只能报告血糖水平。

达奇斯也是媒体机构 Razorfish 的联合创始人，被诊断出患有糖尿病时，他已经 47 岁了。在线网站 New Atlas 的一篇人物专题报道说，达奇斯在不到 8 周的时间内减重 9 千克多，并且一直感到口渴。[2]他最终被诊断出患有成人隐匿性自身免疫糖尿病，这是一种罕见的 1 型糖尿病，因其在 30 岁以后发病，所以常常被误诊。[3]

令达奇斯惊讶的是，他在被诊断出患有此病后，几乎没有得到任何护

① One Drop, "Predictive Insights | Automated Decision Support," One Drop, 2019.

② Michael Irving, "One Drop: The Data-Driven Approach to Managing Diabetes," New Atlas, August 14, 2017.

③ "What Is LADA?," Beyond Type 1, 2015.

理指导。他和一名执业护士交谈了 6 分钟，对方只给了他一支胰岛素笔和一张处方。① 因此，他决定自己解决问题，于是之后他采访了数百名糖尿病患者，以找出如何用科技手段来更好地满足这一群体的需求。"这实际上是一个用户体验问题，而不仅仅是一个医学问题。" 2017 年，他在接受媒体新地图集（New Atlas）采访时表示："所有这些与糖尿病状况有关的复杂心理社会问题都与医疗行业无关。"

OneDrop 通过 Fitbit 或 Apple Watch 等可穿戴设备收集血糖水平读数、身体活动数据，以及食物摄取量、药物数据，并在其应用程序中通过易于理解的可视化数据进行呈现。此外，它还支持用户与经过认证的糖尿病教育者在线聊天，并提供与其他患者在线互动的社区功能，这样患者就可以向专家学习，也可以向其他患者学习。达奇斯告诉在线网站 Healthline："当我被诊断出患有糖尿病时，我想肯定有人已经破解了这个难题，一定有一种很酷的设备将物联网、用户、移动计算和大数据结合在一起。"② 但他并没有找到这样的设备，于是，他创建了 OneDrop 公司。

临床研究已经证明了 OneDrop 的实用性。《糖尿病》（Diabetes）杂志报道了 OneDrop 的自动决策支持功能，发现在它发送给 5 506 名用户的 28 838 项预测中，92.4% 的预测被用户评为"有用"。③

达奇斯在接受行业网站 Diabetes in Control 的采访时表示，关键在于

① Michael Irving, "One Drop: The Data-Driven Approach to Managing Diabetes."
② Amy Tenderich, "One Drop: A Newly Diagnosed Digital Guru's Big Diabetes Vision," Healthline, March 19, 2015.
③ Daniel R. Goldner et al., "49-LB: Reported Utility of Automated Blood Glucose Forecasts," Diabetes 68, Supplement 1 (June 2019):49-LB.

整合各种不同来源的数据。[1] 他说："糖尿病是一种高度依赖数据的疾病，然而管理这种疾病所需的所有数据分散在不同的地方。"在碳水化合物数据、药物数据、胰岛素数据、身体活动以及血糖水平等方面，所有的数据都是各自独立的，没有协调一致。达奇斯说："如果你使用一个可以联网的血糖监测仪，我们会自动追踪你的血糖水平。"同样，他们也会追踪所有其他相关数据，并整合这些数据，以便为患者提供更多建议，让患者做出更明智的选择。

与美敦力公司的设备和其他正在研发的人工胰腺不同，OneDrop 不仅适用于 1 型糖尿病患者（这类患者只占糖尿病患者总数的 5%），它的决策支持功能还特别适用于 2 型糖尿病患者（这类患者在全球有 4 亿人之多）。[2] OneDrop 的应用程序会弹出带有可操作提示的通知，如"如果你的血糖水平正在升高，你可以散步 15 分钟"。[3]

OneDrop 公司负责数据科学运营的副总裁丹·戈德纳（Dan Goldner）博士在发布自动决策支持功能的新闻发布会上表示："通过回顾已经发生的事情，你只能了解到有限的信息。我们希望让你有能力向前看，能预见即将发生的情况，并知道你能做些什么。就像你的汽车防撞系统一样，血糖预测会及时为你提供信息，让你有机会提前采取行动，并掌握你的糖尿病病情的走向。"[4]

---

[1] Steve Freed, "Transcript: Jeffrey Dachis, Founder and CEO of One Drop," Diabetes In Control. A free weekly diabetes newsletter for Medical Professionals., November 19, 2016.

[2] Adrienne Santos-Longhurst, "Type 2 Diabetes Statistics and Facts," Healthline, 2014.

[3] One Drop, "Predictive Insights | Automated Decision Support."

[4] One Drop, "One Drop Launches 8-Hour Blood Glucose Forecasts for People with Type 2 Diabetes on Insulin," *PR Newswire*, June 8, 2019.

　　戈德纳提供的"汽车防撞系统"类比很形象，它概括了我们希望在糖尿病之外的慢性病方面有所作为的目标。这些系统可能不仅仅是追踪器，而是真正的辅助工具，能引导患者的行为，避免可能出现的问题。长久以来，受限于现有的技术，我们不得不满足于"尚可接受"的状态——只要没有陷入危机，就算不错。但是现在，我们有能力进行更主动的干预了，不只是满足于"尚可接受"，而是要实现最佳管控。

　　慢性病的特征使我们有时间从个体数据和行为模式中学习，并有能力日复一日、周复一周、月复一月地完善我们的预测。还有另一类疾病，它们带来了不同的挑战，如流感和败血症等急症，这是我们接下来要探讨的问题。

The Patient
Equation

第 6 章

用更精准的数据
预测急危重症

最终

做决策的

还是医生

IT IS THE DOCTORS
WHO ARE ULTIMATELY
MAKING THE DECISIONS

—

THE PATIENT EQUATION

　　医疗保健领域中的一个普遍原则是：越早发现问题，治疗就越不痛苦，也越划算。如果能及早发现问题，患者就能在各种指标上为自己赢得优势，如治疗过程的可预测性、成功的可能性，并能降低潜在的额外成本和遗留问题的风险，等等。如对于流感，如果能及早发现，就可以通过给患者使用像达菲（Tamiflu）这样的抗病毒药物，最大限度地降低病情的严重性，而且从社会层面来看，这还能减少整体生产力的损失。再比如对于败血症，如果能及早发现，就有更大可能性拯救患者的生命。反过来，如果病情被发现得太晚，患者很可能就会死亡。

　　从大局来看，无论针对哪一种病症、反应或影响，早期且准确的检测都是我们投入精力去发现并应用复杂的患者方程式的终极目标。无论是前文提及的癌症、阿尔茨海默病、糖尿病、哮喘、女性排卵问题，还是患者对治疗的应答性，我们越早知道，就越有更多的选择，也越有回旋的余地，以找到最佳解决方案。无论疾病治疗是一场长期的战斗（如癌症治疗），还是一场速战速决的战斗，这都是很重要的。在流感或败血症这种需要快速应对的病症上，这一点显得尤为关键，因为几天甚至几小时的延误，可能就意味着患者的死亡。

及早发现败血症

败血症是一种由感染引发的炎症反应，如果发展为败血性休克，那么它会导致器官迅速衰竭，致死率为50%。[1] 在美国，每年有超过150万人患有败血症，死亡人数超过25万，[2] 占美国每年死亡总人数的6%，美国每年用于防治此病症的医疗费用达230亿美元。[3] 然而，正如杜克大学医院败血症观察系统的研究人员和临床医生所说，对于败血病，"即使是经验丰富的临床医生，也很难在早期识别出它"。[4]

杜克大学医院的马克·森达克（Mark Sendak）博士在接受《信号处理内参通讯》（*Inside Signal Processing Newsletter*）的采访时表示：全美医院感染败血症的患者的死亡率约为50%，很多地方都面临这个问题。[5] 在杜克大学医院，每天平均有7～9名患者出现败血症，死亡率接近10%。[6] 目前医生和护士面临的问题在于，几乎没有任何测试、症状或确定的信号可以用来识别败血症。所以，识别并对抗败血症，一直以来都是

---

① Yang Li, "What Should We Learn? Hospitals Fight Sepsis with AI," *IEEE Signal Processing Society*, November 5, 2018.

② Laura Ertel, "Buying Time to Save Sepsis Patients," Duke University School of Medicine, June 4, 2019.

③ Cara O'Brien, MD, and Mark Sendak, MD, "Implementation and Evaluations of Sepsis Watch–ICH GCP–Clinical Trials Registry," Good Clinical Practice Network, 2019.

④ 同上。

⑤ Yang Li, "What Should We Learn? Hospitals Fight Sepsis with AI."

⑥ Mark Sendak et al., "Leveraging Deep Learning and Rapid Response Team Nurses to Improve Sepsis Management," 2018.

一个特殊的过程，医生和护士试图通过观察来尽早发现它，以免为时过晚。杜克大学医院的研究人员意识到，数据可以提供帮助。

2018 年 11 月，在经过数月的测试后，败血症观察系统在杜克大学医院发布。这是一个由数据驱动的人工智能系统，旨在让医生比以往任何时候都能更早地识别出败血症病例，并及时进行干预。该系统包含 86 个变量，包括患者人口统计、合并症、化验值、生命体征、用药情况等。系统每 5 分钟就会从医疗记录中提取信息，试图在医生可能注意到之前就识别出有败血症迹象的患者，然后通知医院的急救团队，促使他们对患者进行评估及干预。[1] 一旦识别出有败血病风险的患者，该系统将通过分诊、筛查、监测和治疗 4 个阶段来追踪他们的治疗进展，确保他们一旦被标记，就不会被忽视。

在这个系统正式发布之前，杜克大学医院通过"回顾性患者数据"测试了这个模型，发现它能比传统方法早 5 小时发现败血症症状，这在治疗方面是一个巨大的优势。[2] 杜克大学医院的首席健康信息官埃里克·普恩（Eric Poon）在接受美国医疗领袖网站（American Healthcare Leader）采访时说："我们所有的临床医生都有过这样的经历——我们知道患者的状况看起来不太好，但由于情况很复杂，我们很难从庞杂的信号中分辨出那些微弱的、可识别出败血症的信号。"[3] 现在，他们可以更快地做出反应，且可能真正改善患者的预后。

---

① Mark Sendak et al., "Leveraging Deep Learning and Rapid Response Team Nurses to Improve Sepsis Management," 2018.

② Laura Ertel, "Buying Time to Save Sepsis Patients."

③ Will Grant, "Eric Poon's Boundary-Pushing Use of Technology at Duke Health," American Healthcare Leader, February 4, 2019.

与医生合作而不是取代他们

败血症观察系统不是治疗败血症的"人工胰腺"。它不提供药物，甚至不推荐治疗方案。它所做的是发出警告，并确保医生和护士介入评估。这是一个数据赋能医疗的例子，它促使医生和医院提供更好的医疗服务，而不是取代他们。森达克博士在接受《IEEE 频谱》（*IEEE Spectrum*）采访时说，人工智能不可能做到所有的事情。[1] 最终做决策的还是医生。

但即使是这种程度的干预，该系统也很难被引入医院并成为医护人员工作流程的一部分，尽管证据表明医院应该这样做。正如杜克大学医院的团队提交给《医学互联网研究杂志》（*Journal of Medical Internet Research*）的手稿的开头部分所写："成功地将机器学习整合到常规临床护理中是极其罕见的。"[2]

美国数据与社会研究所（Data & Society Research Institute）的玛德琳·克莱尔·艾利什（Madeleine Clare Elish）在一篇关于在临床护理中开发和整合机器学习的论文中，谈到了对人工智能系统建立信任的困难，尤其是关于杜克大学医院的败血症观察系统。[3] 她说，败血症通常是凭医生直觉进行诊断的疾病，是机器学习的理想对象，但是败血症观察系统的应用仍需要小心谨慎，以确保医生不会因自己的临床判断受到干扰而对其产生反感。艾利什写道："医疗保健的进程，尤其是在医院，历来都慢于新

[1] Eliza Strickland, "Hospitals Roll Out AI Systems to Keep Patients From Dying of Sepsis," *IEEE Spectrum: Technology, Engineering,and Science News*, October 19, 2018.

[2] Mark P. Sendak et al., "Sepsis Watch: A Real-World Integration of Deep Learning into Routine Clinical Care," *Journal of Medical Internet Research*, June 26, 2019.

[3] M. C. Elish, "The Stakes of Uncertainty: Developing and Integrating Machine Learning in Clinical Care," *2018 EPIC Proceedings*,October 11, 2018.

技术发展······即使新技术可以改善患者的预后······"[1]

艾利什进一步解释说，在试图给医疗机构带来变革的任何人身上，都可以找到一些经验教训。从一开始就让终端用户（医生和护士）参与进来很重要，这样做能确保利益相关者都参与到这个过程中来，并为项目的成功投入精力。她还描述了为何故意限制败血症观察系统的功能：其设计只是为了预测患者首次出现败血症，并将其标记给团队，而不指示任何其他超出预测范围的情况，以确保该系统仅仅被视为医生角色的补充，而不是取代医生。

她还提到了"警报疲劳"，以及发生警报可能会被医生认为是烦人的噪声而无法起到帮助作用的风险。在开发该系统时，重要的一点是，在警报频繁（医生最终可能会忽视警告）和警报不足（败血症患者可能会被漏诊，因为没有人会相信该系统能真的识别患者）之间找到正确的平衡。医生需要证据证明该系统比他们的判断更准确。这就是杜克大学医院进行回顾性分析的原因。他们的分析显示，该系统识别出败血症患者的时间比基线平均快 5 小时。同时，医生也希望确保他们的诊断自主性不会受到干扰。

这些因素至关重要，不仅在败血症观察系统的应用过程中如此，在任何新技术的应用过程中也是如此。艾利什提出的另一个观点同样值得注意。她在和杜克大学医院的利益相关者交谈时发现，人们更愿意将败血症观察系统称为一种工具，而不是其他东西，而且人们更喜欢使用"预测分析"这个词，而不是"机器学习"或"人工智能"，后两个词都

---

[1] M. C. Elish, "The Stakes of Uncertainty: Developing and Integrating Machine Learning in Clinical Care," *2018 EPIC Proceedings*, October 11, 2018.

带有更多的侵入性和威胁性意味。也就是说，工具只是用来帮忙的，而不是用来取代人的。

普恩和他的团队评估了杜克大学医院败血症观察系统的初步结果。[1]他在接受美国医疗领袖网站的采访时说："我们并不害怕引入新的东西，但我们希望严格评估它是否能对患者的护理产生影响……我们希望创新，但我们要确保做得明智。"[2]的确，医院需要开发和部署这些有价值的工具，以便在新的由数据驱动的世界中展开竞争。比以前更早地发现败血症可以极大地改变医院的整体患者转归统计数据，给医院带来竞争优势，同时以各种方式完善医院的系统。

败血症观察系统之外

杜克大学医院的败血症观察系统并不是唯一一个希望将数据智能应用于实践的医院系统。加利福尼亚州的艾尔卡米诺医院（El Camino Hospital）使用机器学习一组风险因素，以预测患者摔倒的可能性。[3]在他们的项目进行的前 6 个月，他们发现患者摔倒的概率减少了 39%。[4]

位于美国俄勒冈州和华盛顿州西北部的凯泽医疗保健机构（Kaiser Permanente）在一项测试中，利用一种名为 ColonFlag 的机器学习算法，

---

[1] Cara O'Brien, MD, and Mark Sendak, MD, "Implementation and Evaluations of Sepsis Watch – ICH GCP – Clinical Trials Registry."

[2] Will Grant, "Eric Poon's Boundary-Pushing Use of Technology at Duke Health."

[3] "3 Considerations for Adopting AI Solutions," American Hospital Association, 2019.

[4] Bill Siwicki, "Hospital Cuts Costly Falls by 39% Due to Predictive Analytics," *Healthcare IT News*, April 12, 2017.

从患者数据中生成风险分数，来确定哪些患者应该被转介以接受结肠癌筛查。一项研究显示，该系统比只观察低血红蛋白来确定接受结肠癌筛查的准确率高 34%。[1]

西奈山伊坎医院部署了一个人工智能模型来查看患者记录的数据库，并观察它可以从这些数据中发现什么。结果显示，该模型可以预测哪些患者最有可能患高血压、糖尿病或精神分裂症。[2] 全球各地的医院和部门也在推行其他类似的项目。不过，最根本的问题在于，这些项目最终会有多大的效用，即随着时间的推移，这些系统提示的结果有多可靠，以及这些系统最终会在多大程度上得到一线医生的信任。

使用众包来追踪流感

到目前为止，本章讨论的系统都以挖掘个体患者记录和实验室数据为中心，以发现人类难以检测到的、至少人类不能以与系统同样的速度和可靠性检测到的疾病模式。除了个体层面，我们还可以着眼于更广泛的人群，以追踪诸如流感之类的传染病。如果我们可以有效地利用环境数据（无论周围是否有人生病），就可能更早地检测出患者的疾病，让他们得到更好、更便宜、更简单的治疗；或通过使患者远离疾病中心，帮助他们从一开始就避免生病。我们可以利用大规模人群信息来提高预测和控制疾病的可能性。

---

[1] Paul Cerrato and John Halamka, "Replacing Old-School Algorithms with New-School AI in Medicine," *Healthcare Analytic News*, April 5, 2019.

[2] Thomas Davis, "Artificial Intelligence: The Future Is Now," ProCRNA, April 21, 2019.

　　2017 年，葛兰素史克公司与麻省理工学院连接科学部门合作，推出了 Flumoji，这是一款被称为"流感版 Waze"的实时众包追踪引擎。[1] 该应用程序试图利用用户的活动和社交互动模式的变化，并结合美国疾病控制与预防中心的流感追踪数据，比传统方法更快地找出疫情暴发点。

　　Flumoji 的独特之处在于，它使用活动数据作为健康状况的代理指标，其他众包引擎也试图做出类似的预测，包括与美国国家公共广播电台的节日科学星期五（Science Friday）合作在全美范围内追踪流感疫情的 Flu Near You。[2] 美国疾病控制与预防中心的流感观察报告等传统工具的问题在于，从医生做出诊断到医生的报告进入系统并能进行分析，中心内部的数据存在近一周的时间差。[3] 缩短这个时间差将会挽救很多人的生命，如当预计出现新一波病例时，医院和医生可以准备足够的物资，并向人们发出警告，让孩子和老年人待在家里或接种流感疫苗。

　　多年来，谷歌试图通过谷歌搜索活动数据来追踪流感，但该公司在2015 年未能预测出流感季的高峰期。[4] 天气频道利用社交媒体活动创建了一张流感活动地图，但这是为了说明流感情况，而非做出预测。[5] 所有这些工具的问题在于，它们是否能证明自己足够可靠，能从仅仅有趣的方式转变为实际有用的方式来真正改变人们的行为、治疗方法和患者预后。它们很可能还做不到这一点。

---

[1] Beth Snyder Bulik, "GSK and MIT Flumoji App Tracks Influenza Outbreaks with Crowdsourcing," FiercePharma, January 28, 2017.

[2] "Tracking The Flu, In Sickness And In Health," Science Friday.

[3] Laura Bliss, "The Imperfect Science of Mapping the Flu," CityLab, January 30, 2018.

[4] 同上。

[5] 同上。

《BMC 传染病》（*BMC Infectious Diseases*）的一项研究调查了一系列众包流感追踪系统，包括 Flu Near You。研究发现，虽然这些系统可以在广泛的地理层面（国家或地区）带来一些信息，但是一旦深入研究，就会发现这些系统之间的相关性减少，其价值也就存疑了。[①] 实际上，只有在社区层面，预测才能真正改变人们的行为和治疗方法……因此，这些系统是否真的带来了更多价值，仍然存疑。

未被挖掘的数据

对于利用数据阻止疾病传播这一问题，我采访了朱利安·詹金斯（Julian Jenkins），他在美国因赛特公司工作，曾在葛兰素史克公司工作了 7 年。在 2017 年 Flumoji 项目启动时，他正与麻省理工学院进行密切合作。[②] 詹金斯解释说，最令人兴奋的是试图找到那些重要的新的生物标志物，即那些可以产生差异的新层次。在应用程序运行的情况下，我们可以追踪到某人的入睡时间是否在患病前一晚发生了变化，他在 Meta（Facebook）或 Twitter 上查看内容的模式是否发生了变化，或他的在线状态是否在搜索 CVS（美国药店和保险巨头）的营业时间之前就发出了疾病信号。那么，我们是否可以在他意识到自己患病之前就知道他患上了流感？

---

① Kristin Baltrusaitis et al., "Comparison of Crowd-Sourced,Electronic Health Records Based, and Traditional Health-Care Based Influenza-Tracking Systems at Multiple Spatial Resolutions in the United States of America," *BMC Infectious Diseases* 18, no. 1 (August 15, 2018).

② Julian Jenkins, interview for *The Patient Equation*, interview by Glen de Vries and Jeremy Blachman, March 24, 2017.

詹金斯认为，许多数据还没有被我们有效地挖掘出来。例如，家里的电视机能否通过我们的观看模式、在观看时的移动情况，告诉我们一些我们并不知道的事情？手机上的 GPS 能否显示我们正在光顾的餐厅种类、正在购物的商店种类？而这些是否能从医学角度对我们的生活提供有用的信息？

这种想法并不仅限于治疗流感。加州大学旧金山分校的研究策略主任兼精密医学副主任英迪娅·胡克－巴纳德（India Hook-Barnard）告诉移动健康新闻网站，从人口层面上看，我们可以利用活动数据来更好地了解各种疾病。[1] 比如，某个特定社区的人患癌症、糖尿病或其他疾病的风险更高吗？是因为他们更难吃到健康的食品吗？是因为这个社区的医疗服务不够便利吗？这是否与有效的健康信息传递存在障碍有关？又或与我们之前可能没有考虑到的环境因素有关？胡克－巴纳德说："知道某个特定人群的患病风险更高，便可以对某些疾病进行更早的诊断和筛查，然后能更有效地监测这一人群。"[2]

这种做法能让疾病得到更早的干预，也可以让人们更健康。然而，詹金斯也相信，尽管技术可以在很多方面帮助我们了解和预测疾病，但也存在许多严重的障碍。其中一个就是缺少参与者，像 Flumoji 这样的项目目前能吸引的参与人数有限，甚至让人们下载 Flumoji 应用程序都是一个挑战——当我们谈论关于临床试验的数据时，这个挑战会变得更大，因为只有很少一部分患者会参与其中。另一个障碍是缺乏互操作性，就 Flumoji 应用程序而言，其面临为多个平台（如 Apple、Android 等）开发前端应用程序的挑战；此外，各种数据源在后台无法交互的问题也很严重（详见

[1] Bill Siwicki, "What Precision Medicine and Netflix Have in Common," MobiHealthNews, May 22, 2017.
[2] 同上。

后文），这也是我们仍需克服的一项巨大挑战。

前文讨论的医院项目，如败血症观察系统和 ColonFlag，其很大一部分工作是确保健康记录数据是完全可用的，并能以高效、流畅的方式进行可靠的访问。试图将新技术与传统的数据系统融合是一个巨大的问题，这个问题并不会在短时间内消失。在许多情况下，仅仅是从人工手动输入数据转变为让数据自动输入这个过程，就会耗费大量的时间，我们还在努力实现这一点，所以即使算法已经存在，实时分析也不总是可能的。

当谈到患者方程式和精准医疗时，实事求是地说，治疗流感等具体病症并不是我们的最终目标。能缓解患者的痛苦当然很好（如就败血症而言），通过更精准的预测来拯救生命也是极其巨大的进步。精准医疗已经在癌症等领域（也是期望最高的领域）发挥了它最大的作用，但由于这些领域的风险非常高，因此目前的治疗情况很不理想。自 1991 年以来，癌症的死亡率已经下降了 27%，[①] 这一进步的主要原因是人们生活方式的改变，如吸烟的人数减少了。人们希望精准医疗能带来的不仅是微小的改变，而是在检测和治疗方面引发变革。这个问题比本章谈及的所有问题都要复杂，但是患者方程式在这方面为我们带来了几十年来未曾有过的希望。

[①] Stacy Simon, "Facts & Figures 2019: US Cancer Death Rate Has Dropped 27% in 25 Years," American Cancer Society, January 8, 2019.

The Patient
Equation

第 7 章

未来癌症终结者：
量身定制的疗法

成功
并不总是
可以复制的

SUCCESS
IS NOT ALWAYS
REPLICABLE

———

THE PATIENT EQUATION

1971 年，时任美国总统理查德·尼克松宣布向癌症开战，然而 50 多年过去了，与当时的预期相比，我们取得的进步相对较小。我们面临最大的挑战是癌症的复杂性，或者应该说是癌症的多样性。癌症不是一种疾病，而是多种疾病，实际从某种意义上说，它对每位患者来说都是一种与众不同的疾病，每个肿瘤、每个病例都受到多种个体因素的影响。癌症通常是到无法治愈的晚期才能被察觉，对某个患者有效的治疗往往对另一个患者无效，而且癌症本身会随着时间的推移发生变化，并对有效的治疗产生抵抗力，从而需要全新的治疗策略。当我们谈论个性化医疗时，癌症治疗无疑是最个性化的；而当我们谈论对精准度的需求时，由于癌症治疗对精准度的要求极高，因此癌症治疗的风险几乎也是最高的。

在后文中，我将讨论另一种非常个性化的治疗方法——噬菌体疗法，它使用定制的噬菌体治疗严重的细菌感染，可以用来解决复杂的、个体化的问题。但在这之前，我们需要从介绍癌症开始，探索个性化的患者方程式。目前在诊断方面，确实有一些引人注目的发展，如一家名为赛卡迪亚健康（Cyrcadia Health）的初创公司开发了一种女性可以贴在胸罩下的贴片，以追踪乳房组织的温度。如果数据模式发生变化，它就会提醒用户去看医生，做进一步检查。[1] 再比如，研究人员正在研究通过呼吸测试来检测癌症，因为理论上癌症会改变我们呼出的气体中的分子模式。事实上，数据可能揭示的"分子指纹"不仅可以用来检测癌症，甚至可以用来确定具体的癌症类型，这比传统的检测方法更快。[2]

不过，最有趣的突破要数关于对传统治疗方法有抵抗性的癌症的治疗，以及基因信息与蛋白质组学（患者肿瘤样本中的蛋白质）的结合，它们为我们打开了探索新疗法的大门。美国南加州大学的杰里·李（Jerry Lee）博士在一篇关于全球抗癌登月计划的文章中，引用了乔·拜登曾经说的话："这就像是一支基因篮球队的全部阵容，赢球的策略在于找出他们的首发阵容。蛋白质就是你要对抗的首发球员，也就是你需要防守的那5个人。"[3]

有了关于这些蛋白质的信息和基因组信息，我们就能对癌症进行更细致的划分。以乳腺癌为例，我们不再将它看作一种单一的疾病，而是将它看作具有若干子类的疾病，如三阴性乳腺癌，其癌组织中缺少3种最常见的癌症生长受体：雌激素受体、孕激素受体和 HER2/neu 基因。这种精细化的分类使我们能为患者定制治疗方案，并取得自 1971 年以来梦寐以求的结果。

---

[1] Mike Montgomery, "In Cancer Fight, Artificial Intelligence Is A Smart Move For Everyone," *Forbes*, December 22, 2016.

[2] *The Economist*, "Understanding Cancer's Unruly Origins Helps Early Diagnosis," Medium (*The Economist*), December 12, 2017.

[3] Jerry S. H. Lee and Danielle Carnival, "A Global Effort to End Cancer as We Know It," Medium (*The Cancer Moonshot*), September 23, 2016.

改变看待癌症的方式

按照过去的观点，癌症仅仅是一种生长和细胞分裂均不受控制的疾病。但随着时间的推移，我们发现它远不止于此。癌症需要建立自己的"基础设施"：它需要刺激新血管的生长；它需要入侵其他组织。如果我们能切断它构建自身生长基础的途径，就能阻止它的发展。我喜欢把这比作一个网络安全问题：我们需要处理的是一台空隙隔离的计算机，这意味着它无法连接到外部，没有联网的外围设备，没有 USB 驱动器，无法接入互联网。我们需要让癌症变成一个孤立的系统。

然而，即使在计算机领域，这个问题也比看起来要难得多。数据甚至可以通过电源线输入和输出。如果你连上了无线网络，那你基本上就完了。癌症有更多的漏洞可以利用，有更多的方式可以获取它所需的东西，并最终摧毁宿主。传统疗法就像是地毯式轰炸，并伴随着化疗可能引发的附加伤害。而如果我们针对血管生成进行靶向治疗，就可以抑制癌症的生长能力。如果我们能在不破坏健康细胞的情况下成功阻止癌症的发展，那将是巨大的胜利。

美国《新闻周刊》（*Newsweek*）在 2008 年宣布："我们与癌症进行了战斗……结果癌症赢了。"[①] 所以，我们还有许多事情要弄清楚，对于未得到诊断的癌症，数据只能帮助我们实现部分目标。通过基因测序，我们能诊断出大约 40% 的癌症患者，而针对其中仅 40% 左右的患者，我们可能找到有效的治疗方法。这让我们清醒地认识到，还不能（至少目前不能）用数学方法治愈癌症。癌细胞非常擅长找到方法，来绕过我们试图阻断的

---

① Sharon Begley, "We Fought Cancer . . . and CancerWon," *Newsweek* 152, no. 11 (2008): 42–44, 46, 57–58.

生长途径。如此一来，即使有针对性的治疗方法，最终也会失败。所以，我们不仅需要有针对性的一线治疗，还需要有二线治疗和三线治疗。我们需要在癌症找到新的生长方式并改变策略之前做好准备。我们需要密切追踪癌症以战胜它，并将这种致命的疾病转变为可能的慢性病，不一定要"治愈"它，但可以不断找到新的方法遏制其恶化。

本着这种精神，我们能测量的因素越多，对正确的治疗方法和对当前治疗方法是否仍然有效了解得就越多，患者的处境也就越好。判断一种治疗方法是否仍然有效并不总是那么容易的，尤其是在无法立即得出结果的情况下。按照传统方法，我们需要进行切片检查或穿刺活检，或者至少进行一次耗时的扫描，但现在，越来越多的传感器可以为我们提供所需的连续多变量视图。如果我们不能准确地测量正在寻找的东西，那至少可以测量可能代表其情况的相关指标。

腕带式活动追踪器可以显示患者一天的活动情况。这可能会告诉我们肿瘤负荷是在增加还是在减少，也就是说，患者的活动水平是在上升还是在下降。我们能否找到方法，直接或间接地观察到肿瘤内血管的情况，以及有多少新血管存活且在生长？我们能否以 100 次 / 秒的频率观察这些生物标志物，而不是每 6 周观察一次？

我们也许永远无法预测某个患者在治疗过程中发生的所有事情，毕竟有些患者可能会遇到其他意外情况。但随着时间的推移，我们可以在越来越连续的时间范围内获得越来越高的分辨率，这样就能及时了解某个患者所患癌症的所有可能的信息，提前采取行动，从而遏制其病情发展。

p53——未来的科学家

P53 蛋白是一种肿瘤抑制蛋白，由一种名为 *TP53* 的基因编码。我们在超过 50% 的肿瘤中发现了 P53 蛋白异常，这意味着它与癌症有很强的关联性。[1] 在正常情况下，细胞会按照一定的时间表进行增殖和死亡。而癌细胞不会死亡，它们会不受控制地生长，并希望将自己扩散到人体的其他部位。P53 蛋白应当能阻止癌细胞不受控制的生长；如果它不起作用，癌细胞的生长会继续，癌症就会取得胜利。这是来自过去几十年的知识经验，现在我们对这方面的了解还相当有限。但我们知道，如果有人发生 P53 蛋白突变，那么很多类型的癌症都有可能被预测出来，无论是影响前列腺、肾脏、大脑的癌症，还是影响其他器官的癌症。

然而，现在还没有专门研究 P53 蛋白的专家帮助我们从分子层面上了解，如果一个人的肿瘤有 P53 蛋白异常，那么他的哪些器官可能会出现哪些问题。一旦解决了这个问题，就可以开始试验关于癌症的其他层次，以便开始利用我们对 P53 蛋白的了解来消除癌症。对于那些存在 P53 蛋白异常的人，比起了解其特定的器官，或许更重要的是了解这种蛋白质。这样，我们可能不再需要针对特定器官来治疗癌症，而是针对 P53 蛋白异常来进行治疗。

PP2A，即蛋白磷酸酶 2A，也是一种蛋白质。它是一种细胞调节因子，不仅参与癌细胞的生长，还参与各种代谢途径，其中的一些代谢途径与癌症有关，另一些代谢途径与其他细胞功能有关。PP2A 还是一种肿瘤抑制因子，当它被激活时有助于阻止癌症的增长。有趣的是，PP2A 的抗

---

[1] Francesco Perri, Salvatore Pisconti, and Giuseppina Della Vittoria Scarpati, "P53 Mutations and Cancer: A Tight Linkage," *Annals of Translational Medicine* 4, no. 24 (December 2016): 522.

癌特性可以说是被意外发现的。稍后，我会将 PP2A 与应用更广泛的患者方程式联系起来。

波士顿儿童医院的博客 Vector 报道了一组研究人员的工作，他们试图通过检查近 5 000 种药物、化合物和其他天然产物来寻找治疗 T 细胞急性淋巴细胞白血病的新疗法。[①] 他们发现，一种叫作奋乃静（perphenazine）的抗精神病药似乎有一种"不良反应"，可降低癌症发病率。它的机制是什么呢？激活 PP2A。Vector 上写道："通过重新激活 PP2A，这种药物重新激活了肿瘤细胞已经'关闭'的蛋白质，触发肿瘤细胞死亡。"[②]

这引发了一项研究，即 PP2A 的激活是否仅对 T 细胞急性淋巴细胞白血病病例有帮助，还是说它对其他癌症也有广泛的影响。基于 P53 蛋白和 PP2A 这两种蛋白质的表现，科学家开始意识到，如果我们能更深入地了解如何操控对细胞功能至关重要的蛋白质，就可以考虑基于癌症的本质而不是症状来治疗癌症患者了。问题在于，这些只是解决癌症问题的数万种可能途径中的两种——对于癌症的治疗，我们才刚刚开始。认真收集、精心分析癌症患者的数据，将告诉我们更多的信息，并开启我们对目前生物样本中尚未被识别的分子目标的认识。这就是患者方程式在癌症治疗中发挥最大效用的方式：找到我们以前从未见过的模式。

寻找有效的靶向治疗

2014 年，FDA 批准将帕博利珠单抗作为一种癌症治疗药物。《药界之

---

① Tom Ulrich, "When Is an Antipsychotic Not an Antipsychotic? When It's an Antileukemic," Vector, January 21, 2014.
② 同上。

声》（*PharmaVOICE*）报道说：它是一种基于肿瘤的基因谱而非组织或肿瘤类型的抗癌药物。[1] 它针对的是在少量而重要的肿瘤中发现的特定基因序列，而更多类似的治疗方法正在研发中。Novella Clinical 公司的肿瘤策略高级主任乔伊·卡森（Joy Carson）告诉《药界之声》："我们刚开始构建一个癌症靶点元数据库，有许多尚未被批准的治疗方法……这是一个即将推动药物研发的数据引擎，但我们需要很多年才能从这些知识中获得有效的靶向疗法的好处。"[2]

帕博利珠单抗并不是针对基于身体特定部位的癌症，而是针对一种特殊的基因异常，它在一项关于胰腺癌、前列腺癌、子宫癌和骨骼肿瘤的研究中取得了成功。[3]

2018 年，只有不到 5% 的癌症患者从靶向疗法中受益，仅对帕博利珠单抗来说，这就意味着美国有 60 000 名潜在患者。[4] 一项分析显示，目前能与任何一种靶向治疗药物（目前有 30 种）相匹配的活检肿瘤不到20%。[5] 但靶向治疗是未来的趋势，也是当前研究的方向。

诺华制药研发了司利弗明，这是一种针对复发或难治性 B 细胞急性淋巴细胞白血病的定制治疗方法，它利用患者自己的 T 细胞来对抗癌症，治疗费用接近 50 万美元。但是，如果患者的癌症对治疗没有应答，诺华制药就不会收取费用。最新的试验报告显示，利用这种方法，患者 3 个月

---

[1] Denise Myshko, "Trend: Advanced Diagnostics and Precision Medicine," *PharmaVOICE*, November 2018.

[2] 同上。

[3] Gina Kolata, "Cancer Drug Proves to Be Effective Against Multiple Tumors," *New York Times*, June 8, 2017.

[4] 同上。

[5] Denise Myshko, "Trend: Advanced Diagnostics and Precision Medicine."

内的缓解率为 82%，18 个月后的总存活率为 49%，这与过去这类复发病例的存活率（15%～27%）相比，有了明显的提高。[①] 定制免疫疗法是最纯粹的个性化医疗形式，它真正为每位患者进行了个性化定制，因此价格高昂。它限制了癌细胞对周围细胞的损害，针对性就如同外科手术般精准。西奈山伊坎医学院精确免疫学研究所所长米里亚姆·梅拉德（Miriam Merad）在 2019 年阿斯彭思想健康论坛（Aspen Ideas: Health）的一次小组讨论会上说："这只是一个开始。虽然现在市场上只有可瑞达（帕博利珠单抗商品名）和克美利亚这两种分子疗法，但我们可以开发利用的靶向分子还有数百种。"[②]

针对其他疾病的个性化免疫疗法

以上这些在癌症治疗中展现出巨大潜力的方法并不仅限于治疗癌症。一家名为阿莱克托（Alector）的初创公司正在研发针对大脑免疫系统的药物，希望它能帮助患者对抗阿尔茨海默病。[③] 阿莱克托公司的联合创始人兼首席执行官阿尔农·罗森塔尔（Arnon Rosenthal），在接受由 Medium[④] 主办的一份专注于科技的出版物采访时表示："如果大脑的免疫系统无法正常工作，神经元就无法正常工作。它们最终会退化并死亡。这就是疾病

[①] Matthew H. Forsberg, Amritava Das, Krishanu Saha, and Christian M. Capitini, "The Potential of CAR T Therapy for Relapsed or Refractory Pediatric and Young Adult B-Cell ALL," *Therapeutics and Clinical Risk Management* 14 (September 2018): 1573–1584.

[②] Amanda Mull, "The Two Technologies Changing the Future of Cancer Treatment," *The Atlantic*, June 25, 2019.

[③] Ron Winslow, "The Future of Alzheimer's Treatment May Be Enlisting the Immune System," Medium (*OneZero*), June 4, 2019.

[④] Medium，一个在线出版平台，由前推特联合创始人伊万·威廉姆斯（Evan Williams）于 2012 年创立，该平台是长文写作和深度阅读的倡导者。——译者注

产生的原因。"①

近期，另一种免疫疗法引起了人们的关注，因为它成功挽救了一个 15 岁肺移植患者的生命。这位患者患有囊性纤维化，并且患有抗生素无法抑制的细菌感染。②治疗方法是什么呢？就是前文提到的噬菌体疗法。这是一种针对细菌感染的免疫疗法，它会寻找最完美的特殊病毒靶向侵袭患者体内特定的细菌种群。

实际上，噬菌体疗法可以追溯到约 100 年前。当时的苏联政府致力于寻找可以杀死细菌的病毒。多年来，这种疗法基本上被放弃使用了，但是随着抗药性细菌感染的增加，我们需要新的治疗手段，因此噬菌体疗法被重新发掘出来。

匹兹堡大学的生物科学教授格雷厄姆·哈特福尔（Graham Hatfull）多年来一直在研究噬菌体，他收集了 15 000 种噬菌体，并把它们储存在零下 80 ℃的冷藏箱中。③我与哈特福尔交谈过，他说最初并没有特意寻求噬菌体的治疗用途，但他在对一位特定患者进行的治疗中，意外地发现了利用噬菌体进行干预的机会，这使他的实验室研究朝着一个出人意料的新方向发展。④

① Ron Winslow, "The Future of Alzheimer's Treatment May Be Enlisting the Immune System," Medium (*OneZero*), June 4, 2019.
② Sigal Samuel, "Phage Therapy: Curing Infections in the Era of Antibiotic Resistance," *Vox*, May 14, 2019.
③ Megan Molteni, "Genetically Tweaked Viruses Just Saved a Very Sick Teen," *Wired*, May 8, 2019.
④ Graham Hatfull, interview for *The Patient Equation*, interview by Glen de Vries and Jeremy Blachman, July 2, 2019.

从本质上讲，噬菌体可以帮助我们理解生物多样性和遗传学的基本问题。哈特福尔主导着一个项目，每年有来自 140 家机构的 5 500 名学生参与，他们分离新的噬菌体，对它们进行分类和研究，并利用它们更好地理解生物学和进化论。

2017 年 10 月，《连线》（Wired）杂志发布了一篇报道，该报道称，哈特福尔收到了一封绝望的邮件，这封邮件来自伦敦的一名微生物学家，他希望哈特福尔能创造奇迹以拯救两名少年。这两名少年患有囊性纤维化，接受了肺移植，他们的身体正在对抗移植后的细菌感染，这些感染是抗生素无法解决的。① 医院已经无计可施，所以哈特福尔的同事认为，利用噬菌体来治疗可能是这两名少年最后的希望。在哈特福尔及其团队找到能对抗这两名少年细菌感染的合适的噬菌体之前，其中的一名少年去世了。另一名少年则很幸运，因为该团队找到了一组由 3 种噬菌体组成的群体，它们能有效地攻击使这名少年病情加重的细菌。自那以后，该少年便恢复了过来，现在状况良好。

哈特福尔告诉我，问题在于，这是个性化医疗的最极端表现，即噬菌体的特异性意味着它们只对某一种菌株起作用。它们只对一位患者有效，而对其他患者无效，每个潜在的病例都需要搜寻新的噬菌体、新的药物组合、新的治疗程序。这些都不是现成的解决方案，要想找到现成的解决方案，就需要在未来的道路上继续探索。

通过对收集的噬菌体进行整理和分类，哈特福尔和他的团队在这一个案上取得了成功，但成功并不总是可以复制的。实际上，哈特福尔曾经怀疑他们是否只是在这名少年身上侥幸成功，如果没有噬菌体，这名少年的

① Megan Molteni, "Genetically Tweaked Viruses Just Saved a Very Sick Teen."

感染是否会自行消退。后来，他做了进一步的测试，试图弄清楚能否以及如何在更多的病例中有效地进行治疗干预。他有过一些失败，如在性命攸关的关键时刻找不到合适的噬菌体；他也有过一些小的成功，如针对另一名严重感染的肺移植患者，他在短短 10 天内就找到了合适的噬菌体。哈特福尔告诉我，这个时间周期非常短，此后患者的病情确实有了明显的好转，但是在 4 周后，该患者依然因并发症去世了。

在接下来的一年里，哈特福尔希望接手越来越多的个案，并基于这些一次性干预来建立一些程序，看看能否找出可以大规模干预的治疗策略。在旧的生命科学模型中，任何个性化治疗都不可能扩展。但现在，我们可能已经收集到了足够的数据，能开始提供最个性化的治疗方法。在哈特福尔的团队收集不同的细菌菌株以寻找有效的噬菌体时，哈特福尔发现，对于大约 1/3 的脓肿分枝杆菌菌株，他找不到任何可以有效应对的噬菌体，但对于剩下的 2/3 菌株，他至少可以找到一种有效的噬菌体。这对他的团队提出了两个挑战：如何扩大已知的噬菌体集合以获得更广泛的应用，以及如何加快筛选过程快速且高效地找到噬菌体。但问题是，扩大该计划在经济上是否可行。

请注意，这不是在短期内就可以实现的目标。哈特福尔设想：在未来，我们能弄清楚是什么让噬菌体发挥作用，并能在实验室中合成它们，将噬菌体调整为理想的攻击者，以对抗任何出现的细菌，使噬菌体治疗变成一种药物治疗方案。但是他说，我们距离完全了解和应用噬菌体还有很长的路要走；我们还不了解为什么一些噬菌体会感染某些细菌宿主和菌株，而不感染其他细菌宿主和菌株。数百万年来，噬菌体与细菌共同进化，这是一个非常复杂的过程，我们才刚开始了解它。哈特福尔说，比尔及梅琳达·盖茨基金会已经呼吁使用噬菌体来调节婴儿的肠道菌群（将不健康的肠道菌群变成健康的肠道菌群），但这还为时过早。哈特福尔也在与其他人合作，以便提高数据集的质量，更好地了解噬菌体及其潜在的应用。他看到了未来结核病联合疗法的可能性，即通过使用靶向噬菌体和抗生素，将抗生素疗法的时间从几个月缩短到几周，并利用噬菌体使已有的治疗方法变得更有效、作用更持久。

　　针对癌症的免疫疗法和针对细菌感染的噬菌体疗法，为那些接受标准治疗后无应答的患者带来了巨大的希望。但这些领域至少已经有了可以作为研究起点的传统疗法，以及已经发展了数十年的知识体系。在下一章，我将探讨卡斯尔曼病，它是一种罕见病，至今人们对它仍知之甚少。卡斯尔曼病是一个很好的例子，它展现了患者方程式如何帮我们从对某种疾病一无所知发展到对其有深入的了解，并推动治疗方法的发展。这种变化在很大程度上都是由法杰根鲍姆博士推动的，他试图拯救自己和成千上万名卡斯尔曼病患者的生命，并获得了一些成功。

The Patient
Equation

第 8 章

用更丰富的数据，
让罕见病患者重拾希望

数据中
可能隐藏着
简单的答案

HIDDEN IN THE DATA
MAY BE
SIMPLE ANSWERS

——

THE PATIENT EQUATION

让我们先来谈谈药物研发的传统模式。生命科学公司通常意在寻找那种能覆盖大众、治疗尽可能多患者的重磅疗法。毋庸置疑，治疗的有效性很重要，我们要做的就是提供比现有疗法更有效的治疗方案，以便能将它推向市场。如果某种药物有可能满足数百万人的需求，即使并非所有使用这种药物的人都会最终从中受益，其研发也会备受重视。我只能说，这就是药物研发的现实。

然而，精准医疗颠覆了这种模式。随着我们的治疗手段变得越来越精确，对特定治疗方案有反应的绝对患者数量必然会越来越少。这对生命科学公司所做的商业决策产生了巨大的影响。这是一个与以往不同的目标，它关乎如何激活我们可以获取的所有信息，使其真正为每位患者带来实质性的改变。

上一章中提到的针对癌症的免疫疗法和针对细菌感染的噬菌体疗法，体现了精准医疗的理念和影响，这在卡斯尔曼病的治疗中也同样突出。从用一种相对低效的方法来治疗一种罕见病，到认识到这种疾病实际上可能是 3 种不同疾病的集合，每种疾病可能需要不同的治疗方法……我们讨论的是精准医疗对生命产生的深刻影响，实际上，精准医疗一次只影响几百或几千人。这与寻找下一代降胆固醇药或抗抑郁药截然不同，后两者可能影响的人数要多得多。

在随机世界中寻找集群

全球每年有几千名患者被诊断出患有卡斯尔曼病。这是一种致命的疾病，它会影响淋巴结，并可能导致全身多个器官或系统衰竭。过去，其最佳治疗方法来自一种已被证明对 1/3 以上患者有效的药物。那么其余的患者呢？他们似乎除了寄托于希望，几乎没有别的办法了。确实，我们长期以来一直有可供分析的临床数据，有可供观察的患者特征，但现在我们可以获得生物样本、基因组和蛋白质组图谱，与之有关的数据比过去能收集到或了解到的数据更多，因此对卡斯尔曼病的认识和治疗方法也正在发生变化。

宾夕法尼亚大学的医学助理教授，同时也是卡斯尔曼病合作网络的联合创始人兼执行董事的法杰根鲍姆博士，不仅是该病症方面最出色的研究者和倡导者，也是一名卡斯尔曼病患者。他已经历了 5 次与死神擦肩而过的住院治疗，患有最致命的卡斯尔曼病类型——特发性多中心型卡斯尔曼病（iMCD）。在这种疾病的患者中，有 1/3 的人首次诊断后的 5 年内会死亡。

最近的一项研究发现，将更多的患者数据纳入预测模型，能提高 iMCD 传统药物治疗的有效率，所需技术支持是由我在 Medidata 公司的同事提供的。这项研究发现了 6 种不同的"医学界前所未知的 iMCD 亚型"。

Medidata 公司的首席数据官戴维·李（David Lee）在接受《药物科技》（*Pharmaceutical Technology*）杂志采访时说。[①] 对于其中一组被试，传统治疗的有效率达到了 65%，而对于其他组被试，传统治疗的有效率只有 19%，二者存在巨大的差异。这意味着与其谈论一种对数万名患者中约 20% 的患者有效的药物，不如谈论一种对超过 60% 的患者有效的药物，只不过其市场规模小了一个数量级而已。如果你拥有一家生命科学公司，试图开发一种更有针对性的治疗药物上市策略，那这就是一个截然不同的挑战了。

正如戴维·李博士所说，这一发现表明数据管理至关重要。"如果我们没有花时间将基因组数据与临床试验数据正确地整合在一起，那么无论我们使用哪种算法，永远都无法找到这些信号。"[②]

法杰根鲍姆博士的治愈之旅

前文提到的传统疗法所用的药物，即西妥昔单抗（siltuximab），是唯一一种被 FDA 批准用于治疗卡斯尔曼病的药物，但它并没有在法杰根鲍姆博士与疾病的战斗中发挥作用。因此，法杰根鲍姆博士主导了一项关于另一种药物西罗莫司（sirolimus）的试验。他在自己身上进行试验，发现这种药物已经能在 5 年以上的时间里有效控制他的 iMCD 病情，使其保持稳定，不再继续恶化。[③]

法杰根鲍姆博士在他 2019 年出版的回忆录中记录了他的治疗之旅。

[①] Allie Nawrat, "Castleman Disease: Can Machine Learning Help Drug Development?," *Pharmaceutical Technology*, February 26, 2019.

[②] 同上。

[③] John Kopp, "Penn Doctor Makes Research Strides into His Own Rare Disease," PhillyVoice, January 24, 2019.

2010 年，他在医学院读三年级，突然感到疲倦，晚上经常大汗淋漓，体重开始减轻。在学校参加完妇产科考试后，他去了宾夕法尼亚大学的急诊室。[1] 医生告诉他，他的肝脏、肾和骨髓都不能正常工作了，他不得不住院。住院后，他又出现了视网膜出血，导致他暂时失明。他在医院里住了 7 周才恢复过来，但仍然没得到确诊。在接下来的几年里，他经历了 4 次复发，在这个过程中，他发现自己患的是卡斯尔曼病。在美国，每年大约有 5 000 人被确诊患有此病，这和肌萎缩侧索硬化的患者数大致相同。法杰根鲍姆博士在医学院毕业后去了商学院，他没有成为一名肿瘤学家，而是一头扎进对卡斯尔曼病的研究中。

当他深入研究这种疾病以及自己的个人数据时，他决定寻找一种治疗方法，让他能远离医院，或至少能为他赢得一些时间。他在接受我的采访时说，他在最近一次复发前的几个月里检查了他的血液样本，发现了 T 细胞激活和血管生长的标志物；他在病情突发期间测量蛋白质，并使用 3 种不同的通路分析软件系统进行数据分析，发现一切都指向与卡斯尔曼病有关的 mTOR[2] 细胞内信号通路。[3]

法杰根鲍姆博士在实验室进行了一项试验，证实了数据库揭示的观点：mTOR 已被激活。他查询了 FDA 批准的药物数据库，找到了 mTOR 抑制剂西罗莫司。这是一种 25 年前就被批准用于肾脏移植的药物，然后他尝试服用了它。令人出乎意料的是，这种药物起了作用，事实上，自从 5 年前开始服用这种药物以来，他还没有复发过。

---

[1] David Fajgenbaum, "Chasing My Cure: A Doctor's Race to Turn Hope into Action". (Random House Publishing Group, 2019).

[2] 即哺乳动物雷帕霉素靶蛋白。——编者注

[3] David Fajgenbaum, interview for *The Patient Equation*, interview by Glen de Vries and Jeremy Blachman, June 26, 2019.

法杰根鲍姆博士现在试图回答的问题是，他的发现是否可以应用到其他患者身上。他目前正在进行一项试验，以确定这个问题，他招募了 24名患者被试，这些患者对所有其他治疗方法都没有反应。据说，他已经从之前的无反应患者中看到了一些良好的反应（尽管一些患者仍没有反应），不过，他需要做的是进行合法的试验，因为他希望找出是否有特定的 iMCD 患者亚群会像他一样受益于西罗莫司。

法杰根鲍姆博士告诉我，他的研究中最大的挑战之一是数据获取问题，他所需要的数据分散在不同的地方。这些数据包括患者的病历、蛋白质组数据、临床试验结果等，答案可能就在这些数据中，但是如果能从中看到不同层次，就会得到更多的信息。这就是精准医疗的核心：为了揭示我们现在可能有能力看到的模式，所有的数据都应该是可获得的。这些数据需要进行整合和分类，且需要准确、完整。所以说，这并不仅仅涉及基因、蛋白质组学和临床试验等几个方面，还涉及其他方面。举例来说，当患者服用两种不同的药物时，他们的反应有何不同？这是法杰根鲍姆博士试图回答的问题，但他并不总能得出满意的答案。

法杰根鲍姆博士解释说，在癌症领域，我们已经很好地解决了一些问题，但对于像卡斯尔曼病这样的罕见病，问题就变得很复杂了。因为此类患者很少，所以数据源也少。在已知的 7 000 种罕见病中，95% 的罕见病不能通过 FDA 批准的药物来治疗，但有 1 500 种罕见病可能找到未知的具有积极影响的药物，如西罗莫司。找到它们的唯一方法就是对试验数据、现实世界的数据以及能收集到的尽可能多的数据层进行智能分析。法杰根鲍姆博士说："我们需要创新的方式来利用数据，并尝试在没有其他选择的患者身上试验新的方法，以寻找有希望的突破，并看看我们能否得到真正有效的结果。"

　　法杰根鲍姆博士还谈到他对血清样本被储存起来的困惑：如果他没有采取行动分析这些样本，它们就会被销毁。而这些样本正是他研究的重点，通过分析这些样本，他最终发现了一种对西妥昔单抗有更好反应的亚型患者。现实是，对于像 iMCD 这样快速发展的病症，任何关于一位患者是否会对西妥昔单抗有反应的洞察，都可能意味着生死之别。像他这类患者是不可能用 3 周的时间来观察一种药物是否有效的。如果资料显示他们可能会对西妥昔单抗有反应，那他们可以在开始化疗前用它治疗 3～5 天，以查看效果；如果资料显示他们可能不会有反应，医生就知道要立即开始化疗，避免其病情迅速恶化。

　　有了西妥昔单抗的研究结果后，法杰根鲍姆博士现在计划重新研究这些样本，看看能否找到其他可能有效的药物。也许会有一组患者受益于西妥昔单抗，另一组患者受益于西罗莫司，而他们还未尝试的其他药物可能会给其他无反应患者带来积极的效果。如果没有法杰根鲍姆博士，卡斯尔曼病可能就不会引起很多人的注意，因为这种疾病的患者数量实在太少了。

罕见病揭示的普遍问题

　　法杰根鲍姆博士告诉我，大多数罕见病的研究人员都面临 3 大问题：资金难以筹集，患者样本量很小，数据实用性不如预期。尽管研究人员可能对这个领域极其感兴趣，且有相应的研究能力，但样本需要被精心管理，尤其是在样本量极小、数据难以获得的情况下。在法杰根鲍姆博士看来，如果生命科学领域的读者能从他的工作中学到一件事，那就是解锁他们所掌握的样本。如果我们能将样本从冰箱中取出，交到关注这些疾病的研究人员手中，那么借助现有的工具，我们能做的事情将远超过去。从大规模的蛋白质组学分析到 RNA 测序技术，只要有样本，我们就能大幅度地提升计算分析能力。

法杰根鲍姆博士还认为，为了最大限度地利用研究结果，临床试验需要增加更多的数据分析层次。如果蛋白质组学和转录组学成为标准试验的一部分，更多与蛋白质组学和生物通路相关的实验室测试成为标准试验的一部分，那么我们就能更深入地了解患者，并探索如何对他们进行亚型分类。研究人员需要最精细的数据，最终目标是弄清楚我们真正需要多少数据才能做出最佳预测。数据中可能隐藏着简单的答案，但我们需要一开始就拥有丰富的数据集，这样才能找到答案。

卡斯尔曼病的研究表明，可能还有其他疾病可以通过类似的方式进行分类，显示出反应者和无反应者的模式，并且不同的药物可能成为不同患者亚群的最佳治疗方法。例如，类风湿性关节炎、淋巴瘤和艾滋病这 3 种疾病具有一些共同特征，这些共同特征表明，这种分析或许是可以应用到其他疾病的。我们只能希望可以找到越来越多的数据来支持这个观点。

在这一部分中，我谈到了一系列通过患者方程式成功观察到的疾病与治疗模式，以及医生、研究人员和生命科学公司如何处理女性排卵、哮喘、糖尿病、流感、败血症、癌症、细菌感染以及卡斯尔曼病这样的罕见病。

在下一部分中，我将把注意力从目前正在做的工作转移到生命科学领域可以做且应该做的重要工作上。我想谈谈如何开始构建每个人的患者方程式，并将这些新的数据技术的潜力应用到现实生活中，从而建立更精准的医疗模型。我将探讨优质数据和数据科学的重要性，以及如何进行研究和临床试验。之后，我还将探讨如何构建疾病管理平台，使这些平台可以将数据转化为可操作的见解，将治疗方案推广到世界各地，以检测它们是否有效，并适当地激励和奖励患者。

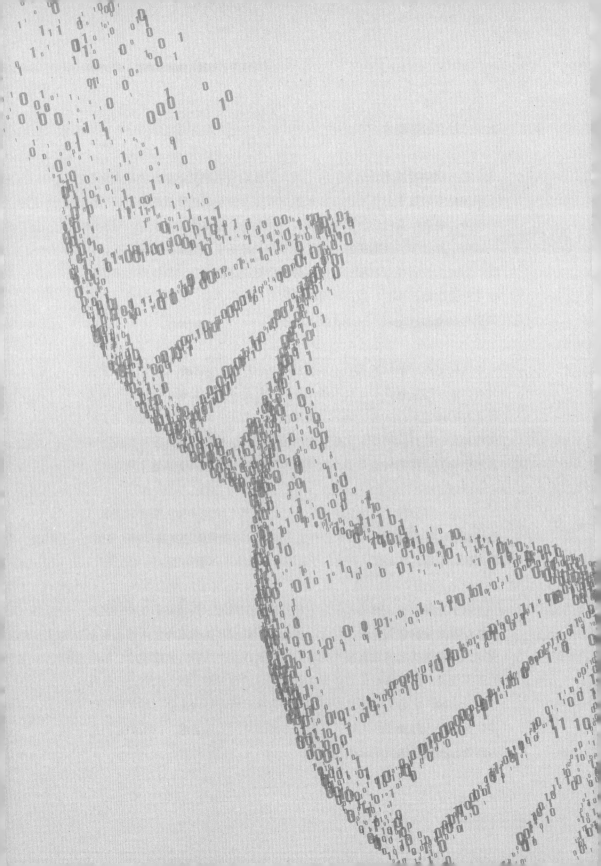

The Patient
Equation

第三部分

建立更精准的
医疗模型

The Patient
Equation

第 9 章

像测量气压般计算
疾病的治疗选择

这种疾病

一直

潜伏在他们体内

THE DISEASE

WAS LURKING

INSIDE OF THEM

———

THE PATIENT EQUATION

自高中学过物理以后，你可能已经很久没有见过水蒸气图表了。表 9-1 是一张关于水从液态转化为气态时的大气压强和温度的表格。

表 9-1　水蒸气图表

大气压强（Pa）	温度（℃）				
	0	50	150	250	350
1	-0.09	0.46			
100	-0.05	0.46	0.99	1.85	
200	-0.01	0.46	0.96	1.70	6.92
300	0.02	0.45	0.93	1.59	4.28
400	0.05	0.45	0.90	1.49	3.32
500	0.08	0.45	0.88	1.42	2.79

水蒸气图表展示的是，在特定的温度和大气压强的组合下，某种物质（通常是水）的气态与液态的关系。[1]

---

[1] 表中数值指的是水的蒸汽质量比，一般情况下蒸汽质量比只能介于 0 到 1 之间，1 表示完全为气态。当蒸汽质量比超过 1 时，表示水已经超出液态 - 气态平衡区域，处于过热蒸汽状态；当蒸汽质量比为负值时，表示处于超冷液态水状态。——编者注

如果你在图表上绘制出这些数据，就会得到一个点，这个点通过大气压强和温度的变量可以明确地告诉你，在特定的条件下，水是液态的、固态的（冰），还是气态（水蒸气）的，如图 9-1 所示。你会知道水的状态，是因为你有了关于这些状态的所有必要信息，也就是所有变量。

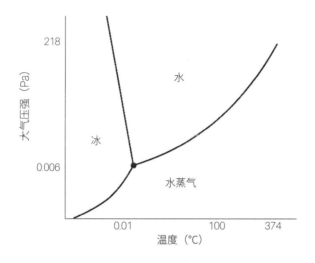

图 9-1　水的三相图

水的三相图直观地展示了水从一种相态（液态、固态或气态）转换到另一种相态的过程。

也许你已经知道我要说什么了。在一个理想化的数学世界里，我们会为每一种病症、每一种疾病构建一个类似的表格，这样就知道谁需要接受治疗、谁不需要接受治疗，以及应该根据经验结果用哪种方法来治疗。以前列腺特异性抗原、前列腺癌和前列腺根治性切除术为例，表格的列可以标示出前列腺特异性抗原的测试结果，表格的行可以标示出患者的年龄，在每个单元格中，我们可以看到未患前列腺癌的人数和患有前列腺癌的人数的比例，无论他们的前列腺切除与否。

实践这一理论刚开始听起来可能既不切实际又似乎不道德，但这个理论很重要。我们在观察这些数据时会发现，在某些年龄和前列腺特异性抗原的组合中（年龄越大，其评分相对越低），治疗患者并不比不干预他们能带来更好的结果。这就划定了一组我们不应该对其进行治疗的患者群体。而对于另一组患者（可能是那些相对年轻但前列腺特异性抗原评分过高的人），如果我们选择不治疗他们，数据会显示他们将遭受前列腺癌带来的痛苦，甚至可能死亡。基于此，我们会在"相图"中得到一个应该接受治疗的患者群体的形状。

通过增加治疗的替代方案，如采用实验性药物而非手术，我们可以在表格中添加更多数据，然后开始研究这些数据在相图中生成的形状。这样，我们就能看到哪些患者应该用新药治疗，哪些患者应该用手术治疗的大致规律（见图 9-2）。

然而，这些规律可能并不像水和水蒸气之间的界线那么清晰。实际上，在这个例子中，这些线条规律可能不会那么明显，因为治疗前列腺癌比煮沸水复杂得多。这就需要我们采用两种简单的表现形式——用表格展示结果，用相图展示原始数据，而且还要提升思维和分析能力，以适应越来越多的数据维度。

我们可以根据病理学家对肿瘤活检的检查结果来增加癌症的级别。现在我们有了一个三维空间，以及另一种方法来计算未接受治疗或接受不同治疗的患者的比例。我们可以为我在 20 世纪 90 年代在哥伦比亚大学工作时使用的前列腺特异性抗原的 RT-PCR[①] 检测增加一个维度；可以为患者的行为增加一个维度，或为患者的活动范围增加一个维度；甚至可以添加

---

① RT-PCR，即反转录聚合酶链反应，一种临床常见的核酸检测技术。——编者注

更多的治疗选项,比如不同类型的手术和药物,实验性治疗和非实验性治疗。

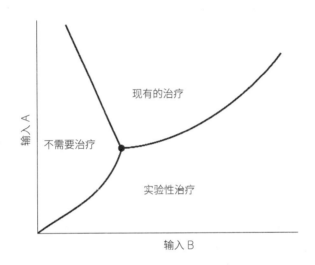

图 9-2　治疗选择的相图

我们能否利用相图中的可视化原理,基于现有数据,计算出何时以及如何治疗患者,才能获得最佳的可能结果?这种二维示例是基于两种生物标志物,而非如图 9-1 所示的纯物理学相图的温度和大气压强,因为真正的疾病和可能性疗法的实际相图在结构上要复杂得多,会延伸到多个维度,可能包含多种现有的疗法和实验性治疗。但是,任何给定的生物标志物组合都指向一个区域(或者说过渡到另一个区域),它与患者方程式输出的最佳治疗选择相对应。

这听起来可能有些复杂,令人难以应对,但从概念上讲,它并无任何新奇之处。从图表的角度来看,当我们从二维转向三维时,过渡线变成了过渡面。当我们转向四维或更多维度时,形状会变得更难想象,但它们仍然存在。在以患者方程式驱动的未来,我们会对数据进行分类,以尽可能地填充表格,并对未观测到的数据进行估算。我们需要寻找定义如何以最佳方式治疗患者的临界点,也就是体现相变的相图。

我们需要知道的不仅仅是大气压强和温度，因此，实际上绘制出来的图比刚刚介绍的图更具多维性。尽管我们在谈论传感器和数据收集，但是构建这样一张相图才是我们的目标。这张图是我们前进的方向，我们会比以往任何时候都能更细致、更准确地做出关于谁需要接受治疗以及如何治疗的决策。作为生命科学领域的工作者，我们的任务是不断改进这些相图，找出每种病症中重要的层次、需要绘制的特性及医生直觉的编码，使它们都能通过数据得到支持和扩展。

我们并不只是在寻找一种有效的治疗方法，而是在建立一个系统，来发展和应用所有可能的有效疗法，然后将它们推广到现实世界中，收集越来越多的数据来验证和强化我们的预测，并最终得到过去无法实现的一致的患者治疗结果。观察水何时结冰或何时变成水蒸气很容易，但观察人体就困难多了，因为人体有无数的变量，其中一些变量有时很重要，而另一些变量我们甚至还不知道它们的存在。

好消息与坏消息

不久前，在哥伦比亚大学的一个演讲厅里，我试图向在座的本科生和研究生解释，为什么患者方程式的概念对未来的医疗保健有巨大的影响。诺华制药的赫尔林给我提供的一个直观的例子突然浮现在我的脑海中。这个例子可以很好地解释这个问题，尤其是对一群年轻人来说。这是一个"好消息与坏消息"的情景，适用于演讲厅里的每一位学生。

我们先从坏消息开始：β 淀粉样斑被认为是会堵塞认知回路的蛋白质团，它的存在及其与阿尔茨海默病之间的因果关系或巧合关系一直备受争议。[1] 然而，即使 β 淀粉样斑的增多只是痴呆的一个伴随现象，但其作为疾病进展的生物标志物的价值也意味着，所有人都应该对它的存在感到担忧。这对学生们来说是个坏消息。因为有证据表明，即使是学生们相对年轻的大脑，走向阿尔茨海默病的进程也已经开始了。[2]

如果用生化方法观察他们的大脑，会看到 β 淀粉样斑开始堆积，且多个时间节点的观察显示，演讲厅里的每个人已经开始走上可能会被诊断为阿尔茨海默病的道路。至少在我写这篇文章的时候，还没有可以治愈此病的方法，也没有任何预防措施。

那么好消息是什么呢？答案就是，在这种情况发生之前，演讲厅里的大多数人会死于心血管疾病或癌症。当然，这是个笑话，通常会引发一些克制的、忍俊不禁的笑声。但无论它们之间是因果关系还是巧合关系，学生们已经意识到了为什么患者方程式在他们的生命进程中如此重要。

阿尔茨海默病的例子只是我能举出的许多例子之一。正如我在前文中讨论的那样，在创建 Medidata 公司之前，我在哥伦比亚大学的一个前列腺癌研究实验室工作。前列腺癌与阿尔茨海默病的情况相似。对于许多 40 岁以上（有研究显示，也有 30 多岁的 [3]）的男性，如果在显微镜下检查他们的前列腺腺体的活检样本，会发现他们患有前列腺癌。他们正走在一条必然通往更严重疾病的道路上，这会使他们出现转移性癌症，最终导致死亡。

① Simon Makin, "The Amyloid Hypothesis on Trial," *Nature* 559, no.7715 (July 2018): S4–S7.

② Alaina Baker-Nigh et al., "Neuronal Amyloid-β Accumulation within Cholinergic Basal Forebrain in Ageing and Alzheimer's Disease," *Brain* 138, no. 6 (March 1, 2015): 1722–1737.

③ Sahil Gupta et al., "Prostate Cancer: How Young Is Too Young?" *Current Urology* 9, no. 4 (2015): 212–215.

　　然而，呈现这一结论的研究是在死于其他原因的男性身上进行的。就像阿尔茨海默病的例子一样，这些癌症从未发展到影响个人的健康或生活质量的地步。也许几十年来，致命性疾病一直潜伏在他们体内。

　　除了作为让人不安的例子来吸引学生的注意力，这些观念在我们考虑如何治疗患者时（无论患者的疾病是否威胁生命），都具有重要的启示作用。以前列腺癌为例，尽管有很多可用的治疗方案，这些方案有严重影响生活质量的不良反应，但研究主要关注的是过度诊断和过度治疗的问题。

　　在美国，绝大多数中老年男性都做过前列腺特异性抗原检测。然而，目前仅根据前列腺特异性抗原升高并不能指导我们做出治疗决策。我们还需要其他数据（患者方程式的其他输入），才能决定如何诊断前列腺癌。我们也需要利用数据来决定是否应该对患者的前列腺癌进行治疗。

　　因此，我们必须搞清楚的并不是能否预测某人会得这些疾病，因为在足够长的时间尺度上，他们会且我们也知道他们会得这些疾病，而是这些疾病相对进展的轨迹。我们需要尽可能可靠地确定，是否干预与何时干预（甚至是预防）是值得的。当然，如果患者在一年内出现症状，他们可能需要治疗。如果患者在 10 年内出现症状，那么治疗也许是有意义的。但是，如果患者已经 102 岁了，那治疗可能对他们来说就没有意义了。

　　有些人在年轻时就有患阿尔茨海默病的遗传倾向。这是另一项数据，患者方程式的另一个输入，它定义了一个可能需要推荐更积极的预防或治疗方法的群体。但对于那些没有早发阿尔茨海默病倾向的人，如果他们可能会出现阿尔茨海默病的症状，那关键问题就是，这会发生在他们多大年龄时。

就像许多数学方程一样，将这个问题进行可视化是很有帮助的。图
9-3 显示了神经退行性疾病的理论进程，实际上，这个概念几乎适用于任
何病症。竖轴表示走向痴呆的进程，横轴表示时间。每个轴都有一个重要
的截止点。如果患者先"越过"了图中代表与临床相关的痴呆的虚线，然
后才"越过"图中代表死亡的虚线，那么治疗对患者来说就是有价值的。
如果患者因为其他原因先死亡，那针对痴呆的治疗就没有价值了。

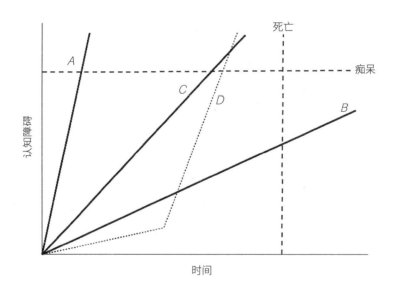

图 9-3　神经退行性疾病的理论进程

观察认知障碍在一段时间内的变化时，必须考虑患者可能会跨越的两个重要阈值。
首先是痴呆的损伤阈值。如果患者的损伤超过了这个阈值，他们就会被诊断为患
有阿尔茨海默病，或至少是可诊断的。其次是横轴上的死亡阈值，无论死亡是由
神经退行性疾病导致的，还是由其他原因导致的。

在上图中，路径 A 上的患者最需要接受治疗。如果是阿尔茨海默病，
那这条路径可能与家族性早发阿尔茨海默病相一致。路径 B 与那些一生

中永远不会患这种疾病的患者有关，尽管他们有患上这种疾病的趋势。对他们来说，治疗是不必要的，甚至可能会给他们带来其他方面的损伤。路径 C 和 D 上的患者也需要接受治疗，二者之间的差异表明，生活中发生的事件可以改变这些路径的斜率。路径 D 上的患者似乎在生命的前一半时间内不需要治疗。基因突变、一连串的表型变化、所处环境变化等因素表明，如果想更好地利用患者方程式，就需要进行持续的监测。

图 9-3 从左向右看，前两条路径（A 和 C）属于那些会在去世之前"越过"痴呆线的患者，最右侧的路径（B）则不会，且阿尔茨海默病不会影响这些患者的生活。但我们现在还不知道，作为个体，我们处在哪条路径上。如果能弄清楚我们在这张图上的位置，以及我们能采取什么样的行动（如果有的话）来改变发病轨迹，或至少提前采取一些现有的治疗手段，那将是巨大的进步。

所有的阿尔茨海默病研究人员都赞同一点：真正能改善患者生活的有效治疗通常开始得太晚。我们需要尽可能早地开始对患者进行治疗，在理想情况下，甚至应该在临床检测发现这种疾病之前就开始。现在我们还无法做到这一点。预先诊断在今天的医疗保健环境中是没有任何意义的，而这就是患者方程式的用武之地。

我们需要能预测谁会"越过"那条线，即发病阈值，而且是在疾病发生之前就能被预测出来。这就是遗传、分子数据与本书第一部分讨论的表型信息相结合的地方，认知和行为数据一定能提高我们预测哪些人需要接受阿尔茨海默病治疗的精度。

图 9-3 显然是经过简化了的。首先，我把这些路径画成了直线，但我们并不知道它们实际是什么样的，至少目前还不知道。也许它们是曲线，

或是其他形状。我们也不知道它们在多大程度上是固定的或是可塑的。也许它们会基于运动、填字游戏、某些药物，或基于我们已经讨论过的任何层面的因素，改变方向或斜率，就像图中的路径 D 一样。它代表患者的病情出现了意想不到的、可能有合理解释的恶化，只是我们还不知道。尽管如此，这些理论上的路径仍是我们研究的起点。图 9-4 是以我为例画的一张图：我正在以某种速度朝某个方向走向两个阈值（痴呆和死亡），我们需要弄清楚我首先会到达哪个阈值。

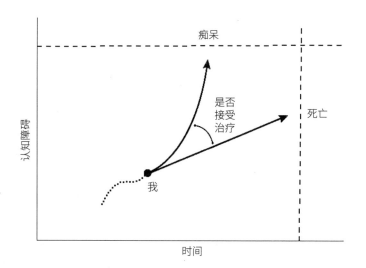

图 9-4　我如何看待自己和认知障碍

对于是否接受治疗的决定，我用一个预测范围来说明。根据我神经退化的路径，或根据我们现在可以接触到的可能的生物标志物替代指标，预测出的结果将产生一系列可能性。预测模型越准确，为完善且经过验证的预测模型提供质量越高的输入，预测范围就越精确，也就更容易做出治疗选择。

随着我们从传感器、传统测量手段以及到目前为止本书讨论过的所有内容中获得越来越多的数据，我们可以缩小预测范围，从而更精确地绘制患者图表。然后，我们可以尝试做一些事情，帮助那些朝着路径 D 方向前进的患者。据世界卫生组织估计，仅 2015 年一年，全球用于治疗痴呆的费用就高达 8 180 亿美元。[①] 想象一下，如果我们能更早、更精确地识别出这种疾病，有更多的时间对患者进行治疗，那将会对全社会产生怎样的影响，以及为全球医疗系统节省多少成本。数学模型可以成为我们的强大工具，但这并不意味着我们会看到未来，但是随着我们给模型提供越来越优质的数据，它们可以给我们提供更好的机会，以便我们选择正确的治疗方法，做出更明智的护理决定。

我将在第 14 章中进一步讨论精准医疗会如何改变生命科学和医疗保健的商业模式，现在只需记住一点：假设我就在图 9-4 所示的位置上，即没有痴呆的临床症状。如果能激励我的医生尽力让我留在那里，会怎样呢？如果报销规则是奖励那些疾病没有恶化的患者的医生，一旦患者病情恶化，我们就惩罚他们，又会怎样呢？如果我的疾病发展速度快于数据预期的速度，保险公司需要向我选的下一家保险公司支付罚款，应该怎么办？一旦我们更好地理解了这些图表，更加了解疾病进展的驱动因素，这样的激励可能有助于塑造患者行为和优化治疗决策，推动预防性护理和奖励生活方式改变的措施，并将重点转移到保持患者的健康上，而不只是在病症出现后再治疗疾病。这些高质量的信息让我们能更有创造性地思考如何设计报销规则，以及医疗保健系统会将患者推向何地。

目前，医生的激励机制主要集中在短期治疗效果上，主要原因是我们只能衡量短期治疗效果。但是未来，我们将能观察和衡量长期治疗效果，这将是患者方程式真正可以发挥作用的地方。

---

① "Dementia," World Health Organization, December 12, 2017.

当测量与治疗融为一体时

我在本章中选择阿尔茨海默病作为例子，不仅是因为每个人在图表上都可能朝着这个方向前进，还因为这种疾病的图表线条可能易于改变，尤其是当我们能更早地开始关注它时。剑桥认知科学公司（Cambridge Cognition）等公司正在尝试使用智能手机应用程序来区分阿尔茨海默病和其他记忆问题，这些记忆问题可能仅仅与抑郁症或其他情绪障碍的症状相关。[①]他们或许能在图表上找到似乎以特定速度朝某种病症方向前进的人，来验证我们的假设，然后引导我们进行治疗，以解决那些由可解决的问题引起的特定记忆问题。

再来说说经常被质疑的大脑训练"科学"。Lumosity 是美国的一家大脑训练记忆游戏开发商，它因为声称该游戏可以延缓人的认知能力下降而被罚款数百万美元。[②]然而，进一步的研究实际上可能证明，我们确实可以做一些大脑训练，这些训练可能与 Lumosity 开发的训练不同，但它们确实可以在一定程度上延缓我们走向痴呆的进程，同时这些训练或许有助于测量我们在病症理论路径图中的曲线上的位置。也许在未来，医生会开出一套训练处方，一方面是为了衡量我们的衰退状态，另一方面是为了阻止我们衰退的进程。如前文谈到过的，利用被动采集的手机数据（如我们查看日历的次数）来监测我们的认知能力。同样，利用主动采集的手机数据来获取认知生物标志物也是非常有可能的，如要求我们做一些事情、点击一些内容、玩一些游戏等。

---

① "Alzheimer's Disease," Cambridge Cognition, 2014.

② Joanna Walters, "Lumosity Fined Millions for Making False Claims about Brain Health Benefits," *The Guardian*, January 6, 2016.

虽然 Lumosity 已经证明自己可能无法支持自己的声明，但在一项研究中，至少有一款大脑训练应用程序被证明可以在 10 年的时间里将阿尔茨海默病的患病率降低 29%。[1] BrainHQ 就是一款被佛罗里达大学的研究人员研究过的应用程序，他们发现它确实产生了积极影响。不难设想，随着时间的推移，我们会看到越来越多的应用程序可以真正改变我们在一系列疾病上的发展路径。

癌症治疗的图表

当杰里·李博士谈到精准医疗和疾病图表时，他让我想到了水蒸气图表的概念。在我刚认识他的时候，他正在参与抗癌登月计划，这是美国国家癌症研究所的一个项目，旨在提高人们预防癌症的能力，在早期阶段发现癌症，并为更多的患者提供更多的治疗方法。[2] 他试图获取世界各地肿瘤样本的基因组、蛋白质组和临床表型信息，以更好地了解各种癌症，并找到有效的治疗方法。

杰里·李博士告诉我，他在 2006 年加入美国国家癌症研究所时便知道，要想更好地了解癌症的分子基础，就需要更多的数据。[3] 然而，这些数据需要结构化和可重复性，类似于化学工程师使用的水蒸气图表和相图。对他来说，水蒸气图表的概念是有意义的，制作一种类似水蒸气图表的参考表格可以告诉我们癌症的驱动因素是什么，以及是什么导致了癌

---

① Eric Wicklund, "Mobile Health App Helps Seniors Reduce Their Risk For Dementia," *mHealthIntelligence*, November 27, 2017.

② "CCR Cancer Moonshot Projects," Center for Cancer Research, February 14, 2018.

③ Jerry Lee, interview for *The Patient Equation*, interview by Glen de Vries and Jeremy Blachman, May 6, 2019.

症。如果我们可以创建一个"癌症图表"，就可以用它来推导出相图，也许还可以确定改变哪些条件，以便让癌症变得可控。

杰里·李博士和我谈论了癌症的强度变量和广度变量，也就是癌症的不变特性（强度）与根据所处系统而变化的特性（广度）。这非常重要，因为相图需要比较强度属性。例如，如果在室温下将一升水平均倒在两个杯子中，那么两杯水的质量和体积将是原来的一半（广度），但水的温度保持不变（强度）。类似地，如果我们取一个组织样本，那我们测量的是不变的癌症特性（强度，无论在谁的身体内都一样），还是根据癌症与宿主的独特生态系统而改变的特性（广度）呢？

这种思维方式可以让我们从生命科学的角度更好地理解我们可以控制什么，以及对于特定类型的癌症，我们永远无法改变什么。在癌症研究中，很少有真正固定不变的测量结果，但有些例子相对接近，如慢性髓系白血病患者出现的 BCR-ABL 融合基因（一种抗细胞凋亡的基因），或患者 DNA 中引发癌症的 TP53 基因的整体变化。这些变化可以在单个细胞、整个肿瘤和人群样本量中被发现。当我们查看 1 万、10 万或 100 万个组织样本时，我们能否分辨某个分子特征对寻找广泛适应性的治疗方法是否有用，还是说它们仅仅是我们所观察样本类型的特性呢？

通过观察癌症不同的性质，并找出癌症的稳定特性，我们可以开始探索"癌症图表"的坐标轴可能是什么样子。决定如何治疗癌症的不是温度和大气压强，而是可能需要考虑的多个维度中的两个维度，如活动水平和年龄。这两个维度当然是对治疗结果具有强预测力的两个指标，但当我们试图找出治疗方法时，需要了解的不仅仅是这两个指标。

杰里·李博士解释说，我们对未经治疗的晚期原发肿瘤的了解才刚刚开始，他正与美国国防部和美国退伍军人事务部合作，希望将来能将它们与难治性疾病进行比较。① 例如，刚被发现的晚期肿瘤和先前经过治疗仍未治愈的晚期肿瘤之间有什么区别？还是说这两种疾病根本就是同一种疾病？更深入的研究可能会揭示一些有趣的见解，让我们能更深入地了解"癌症图表"可能是什么样的。不过，杰里·李博士还不确定我们是否能很快做到这一点。我们刚开始探索癌症的多维性，寻找可以理解的简单维度，以期从考虑的因素中剔除这些维度，并逐步揭示那些人们尚未了解的、仍然像黑盒子一样的关于癌症的知识。

数据不一致问题

目前，我们在弄清楚这个黑盒了的轮廓方面面临一个巨大的问题（详见下一章），那就是我们拥有的许多临床试验数据的可用性不强，原因很简单，因为它们并不是完全准确的，或不能与我们拥有的其他数据源完美地整合在一起。临床试验数据需要得到更好的利用，因为目前它们是了解疾病进程并取得研究突破的最大希望。杰里·李博士谈到了一项困难的任务：他正试图找出可能有相似治疗结果的患者，以便对他们进行比较。但是当数据不一致，或当一部分数据来自真实世界数据集，另一部分数据来自临床试验时，这项任务就变得非常困难。

杰里·李博士担心患者可能会误以为临床试验是更好的选择，但实际上，临床试验治疗产生的结果并不总是比标准治疗的效果更好。很大一部

---

① Jerry S. H. Lee et al., "From Discovery to Practice and Survivorship:Building a National Real-World Data Learning Healthcare Framework for Military and Veteran Cancer Patients," *Clinical Pharmacology & Therapeutics* 106, no.1 (April 29, 2019): 52–57.

分患者的病程符合标准治疗的预期。目前最大的问题是，我们能否更准确地识别出不符合病程的患者，即这些患者的临床表现不符合我们的希望和预期，且无法获得预期的通过标准治疗的结果。我们能否利用数据提前识别出这些患者，而不是只在事后当我们回顾他们的治疗过程和疾病进程时，才意识到他们是异常的？

杰里·李博士强调，我们需要更多、更优质的数据，更多的数据层次，并以更高的频率分析这些数据，来建立未来的疾病图表。

从健康到疾病，再回到健康

我们在思考"疾病图表"时，常常会忘记的一件事是，不仅从健康到疾病的转变很重要，即最初是否进行治疗的决定，而且治疗结束后回归健康的转变同样重要。这正是我们需要努力的地方。我们怎么知道什么时候才能确认患者已经"痊愈"并恢复到健康状态，尤其是在处理癌症这类疾病时？如果疾病在多年后复发，我们通常很难判断它是一种新发癌症，还是与原发癌症有某种联系。目前，我们没有很好的方法来对所需的数据进行分类，以便做出判断并建立相关图表。这说起来容易，但实际操作起来很难。

杰里·李博士根据他过去与纽约市纪念斯隆·凯特琳癌症中心的拉里·诺顿（Larry Norton）博士的讨论，将我们现在的处境比作 16 世纪的科学家们研究行星轨道的处境。正如诺顿博士向杰里·李博士所分享的，那时已经有了各种相关记录数据，但这些数据从来没有真正与行星的运行轨迹完美地匹配起来，直到约翰内斯·开普勒整合所有数据，发现行星的轨道不是正圆形，而是椭圆形，然后突然之间，一切都变得清晰起来。而这只需要从细微不同的角度来看待这些数据就可实现。这就是我们现在的处境：我们仍在收集数据，但还没有实现所需的思维转变。这种转变并不是来自人工智能系统，而是来自人们以不同的方式看待问题，并找出自己能看到但别人没有看到的事物。对那些能解释我们目前仍难以解释的事情的事物，我们还不清楚。事实上，疾病图表已经存在，只是我们还未找到理解它的正确方式。

那么我们应该如何找出患者方程式呢？如何开始从这个神秘世界——关于疾病、疾病进展的神秘黑盒子，以及在合适的时间为合适的患者提供最佳治疗的奥秘，进入那个理解疾病与健康就像理解如何将水转化为水蒸气一样容易的世界呢？

杰里·李博士认为，这一问题的答案在于数据，它们必须是优质的、可匹配的、有价值的。这些数据是将患者图表中的经历转化为知识、将轶事和观点转化为可证实的模型，并将它们转化为图表上的点的起点。杰里·李博士正在与美国国防部和美国退伍军人事务部合作，以纵向方式创建一个包括分子、表型和真实世界数据的学习型医疗保健框架。[1]各系统必须能相互对话，数据必须发挥作用，而这正是下一章的主题。

---

[1] Jerry S. H. Lee et al., "From Discovery to Practice and Survivorship:Building a National Real-World Data Learning Healthcare Framework for Military and Veteran Cancer Patients," *Clinical Pharmacology & Therapeutics* 106, no.1 (April 29, 2019): 52–57.

The Patient
Equation

第 10 章

失败的火星气候探测器:
识别垃圾数据

努力和价值

之间的关系并不是

线性的

THE RELATIONSHIP BETWEEN
EFFORT AND VALUE
IS NOT LINEAR

———

THE PATIENT EQUATION

　　我们在构建有效的模型时，首先要保证有完善的数据管理模式和系统基础设施，这是不可或缺的。机器学习和人工智能已成为潮流，但它们需要人类来建立系统、创制规则，确定先要收集哪些类型的数据，并设法让所有数据都能进行分析。

　　系统之间必须能相互联系，且需要在此基础上产生有价值的输出，而不仅仅是垃圾数据。有许多关于问题数据的例子，我们可以从中吸取很多教训，如美国火星气候探测器着陆失败和 IBM 的沃森计算机在提供肿瘤治疗建议方面的失败。

　　但是，即使这些情况告诉我们可能会出现哪些问题，涉及的知识本身也不能让我们找到正确的解决方案。我在这个领域已经工作了很多年，对数据很了解。所以我知道，当数据没有被汇总、标准化和分析以产生有用的见解时，会发生什么；我也知道，当数据处理的各个环节都正确运行时，数据的力量有多大。

沃森的失败

IBM 的沃森曾被认为会给癌症治疗带来革命性的变化。2013 年，发表在《连线》杂志上的一篇文章称："IBM 的沃森在诊断癌症方面的表现比人类医生更出色。"[1] 它拥有任何人类医生都无法比拟的知识广度，并且对肺癌的诊断准确率达到 90%，而人类医生的诊断准确率只有 50%。

然而，5 年后关于沃森的风评却急转直下。专门报道健康和医学新闻的在线出版物《统计》（*STAT*）的一份报告显示，沃森推荐的癌症治疗方案是"不安全且错误"的。[2]《贝克医院评论》（*Becker's Hospital Review*）关于《统计》调查的报道称，IBM 的内部文件承认，沃森接受的训练仅仅是分析"少量假设癌症案例而非真实的关于患者的数据"，它给出的建议"与美国治疗指南相冲突，在医生看来是没有用的"，而且遵循该建议所产生的功效"非常有限"。[3]

这篇报告发布一年后，IBM 声称他们正在取得"进步"，[4] 但他们研发的系统运作起来更像是一个"图书馆管理员"，[5] 而不像一位临床医生，且

---

[1] Ian Steadman, "IBM's Watson Is Better at Diagnosing Cancer than Human Doctors," *Wired UK*, February 11, 2013.

[2] Casey Ross and Ike Swetlitz, "IBM's Watson Supercomputer Recommended 'Unsafe and Incorrect' Cancer Treatments, Internal Documents Show," *STAT*, 2018.

[3] Julie Spitzer, "IBM's Watson Recommended 'Unsafe and Incorrect' Cancer Treatments, STAT Report Finds," *Becker's Hospital Review*, July 25, 2018.

[4] Heather Landi, "IBM Watson Health Touts Recent Studies Showing AI Improves How Physicians Treat Cancer," FierceHealthcare, June 4, 2019.

[5] Eliza Strickland, "How IBM Watson Overpromised and Underdelivered on AI Health Care," *IEEE Spectrum: Technology, Engineering, and Science News*, April 2, 2019.

并未兑现最初的承诺，即拥有提出新结论的能力。与迄今为止所有人工智能所表现出来的一样，它所做决策的好坏取决于最初输入系统的数据。

火星气候探测器的故事

1998 年 12 月 11 日，美国国家航空航天局发射了火星气候探测器，这是一架耗资 1.25 亿美元的机器人太空探测器，其任务是研究火星的大气。然而，1999 年 9 月 23 日，在发射后不到一年，就在该探测器的轨道飞行器进入火星大气层的时候，二者之间的通信中断了。由于飞行器比预期的更靠近火星表面，结果飞行器被摧毁，这完全是由数据错误而导致的事故。[1] 由于一部分软件使用的是英制计量单位（磅），而另一部分软件使用的是公制计量单位（牛顿），二者没有进行换算，[2] 结果轨道飞行器大大偏离了预设的轨道，被大气摩擦力撕裂。事件发生一周后，《洛杉矶时报》的头条新闻宣布，这是一次"计算失误"。但实际上，这不仅仅是一次计算失误，更是一个价值 1.25 亿美元的教训，告诫我们当两个数据集无法建立有效联系时会发生什么。[3]

在 Medidata 公司时，我们经常遇到这种情况：查看来自临床试验的客户数据，有时会发现一些极端的离散点。我们知道一定是哪里出了问题。以身高－体重图为例，如果你用厘米而非英寸、用克而非磅来输入一个人的身高和体重相关数据，那么在图中，他可能会被错误地显示为一个

---

[1] Robert Lee Hotz, "Mars Probe Lost Due to Simple Math Error," *Los Angeles Times*, October 1999.

[2] Lisa Grossman, "Nov. 10, 1999: Metric Math Mistake Muffed Mars Meteorology Mission," *Wired*, November 10, 2010.

[3] Robert Lee Hotz, "Mars Probe Lost Due to Simple Math Error."

超级巨大的个体。所以，最基础的数据收集规范是非常关键的，因为在临床中，有些药物的剂量是根据患者的体型来确定的，如果没有人发现这个错误，后果可能十分严重。

我们讨论的并不只是单一的数据，也包括像医学影像这样的复杂数据结构，比如单个磁共振成像（MRI）就已经很复杂了，每次扫描都会产生数十个"切片"（身体横截面），而每个切片实际上都是多个图像的组合和汇总。如果你曾经使用数码单反相机拍摄过高 ISO（图像感光度）照片，你可能对噪点问题非常熟悉。静电会影响图像的清晰度和锐度。MRI 切片的多个图像就像使用同一架数码单反相机拍摄的长曝光照片——它们会降低噪点。

当然，数码单反相机正迅速被手机摄像头取代，手机图像质量越来越高，噪点的干扰也越来越少。手机通过多个摄像头和计算摄影技术，将所有拍摄的图像合并成一张。在很多方面，手机拍摄的一张照片就像一张 MRI 片，其中的任意一张切片都十分复杂。然后，我们可以将多个切片合成三维图像，或通过对它们进行查看来确定患者肿瘤的大小。只有在分析完所有这些图像信息后，MRI 提供的数据才能用于诊断疾病。

但是，仅凭 MRI 仍不足以做出完美的诊断。MRI 只是在某个时间点对特定患者进行的一次数据取样，需要与该患者的所有其他数据结合起来。我们需要这样一个系统，它能接收所有数据，如实验室的环境参数、图像信息、DNA 序列、蛋白质组学，以及像患者使用手机查看日历的方式这种非常规的数据——也就是我们已经讨论过的患者方程式输入的各种数据，并能对这些数据进行管理和分析，以便帮助确定个体的健康状况。当我们分析越来越复杂的治疗信息和数据时，需要把所有原始的比特和字节转化为有用的信息。数据不会自我分析，这些信息需要被解密、标准化、组合、链接，并确保在以上过程中都采用了正确的算法。良好的数据管理工作可以使数据保持完整、准确，以符合我们的期望和要求。

数据的进化

　　无论是现在还是将来，用来模拟健康状况和指导医疗护理的系统多复杂，其核心都是基于统计学和计算机科学。这两个学科都清楚地遵循"废进废出"的原则，即如果想要获得正确的结果，必须确保输入的数据准确、完整和一致。我们可以把利用数据解决特定问题的过程分为不同的阶段。戴维·李是第一个告诉我数据标准化重要性以及如何分步骤从数据中提炼价值的人。要想让数据分析产生真正的价值，我们首先需要展开一系列十分关键的工作。显然，收集数据是第一步。但是，如果你想最终从数据中找出实际的价值，那么在获得原始数据之后，还需要进行严谨的数据管理，这至关重要。图 10-1 展示了戴维·李最初是如何向我解释从数据中找到价值的。

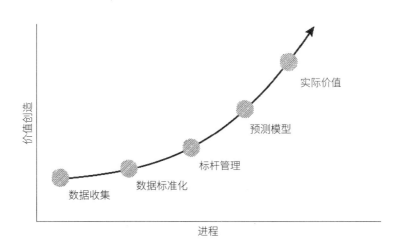

图 10-1　从数据中创造价值的进程

首先，必须"清理"收集的数据。我们需要确保数据的单位是一致的，以及我们所采用的任何收集和整合系统都已经产生了一组可以信任的数据。而且在这个过程中要记住，人为过程、断开的系统以及不完美的人类编程都可能产生错误，必须对这类错误进行处理。

不要忘记火星气候探测器给我们的教训！

顺便说一下，实现以医学和科学严谨的方式整合和清理研究数据，正是 Medidata 公司在 20 世纪 90 年代成立的初衷。当我在哥伦比亚大学工作时，我发现获取和整合数据非常困难。虽然我尽力了，但我肯定是系统中容易出错的人之一。我记得有一次，某个医院系统中有实验室和病理学数据可用，但在我工作的研究大楼里，没有终端可以用来查阅这些数据。为了收集数据，我只能带着手写笔记本，先乘坐两部电梯，再穿过一条街到研究大楼去查阅。可想而知收集过程中可能犯错的概率。

这听起来可能像是 30 多年前的一次夸张轶事，但实际上，我们的生活中仍然存在着这种问题，即系统之间存在脱节以及没有共享通用词汇的数据集。这是杰里·李博士和其他许多人今天仍在努力解决的问题。

在当时，这样的问题是很普遍的。1994 年，我和当时所在医院泌尿科的住院医生爱德华·池口（Edward Ikeguchi）共用一张实验台。我们在计算机科学、发明和制作东西以及探索新兴互联网世界方面有着共同的兴趣，因此很快成为朋友。如果你曾经在实验室工作过，或在化学课或生物课上上过实验课，你肯定会知道，你可能会花费大量的时间和实验台伙伴在一起。

当我们凝神于各自的研究，透过试管和试剂看向彼此时，我们有很多时间可以交谈。我们发现各自一直在抱怨用来研究的系统以及在转录和运输数据中消耗的大量人力劳动。那时候，世界上几乎每一项临床试验都使用纸张记录，这就像我穿过街道去收集数据并将其带回实验室一样，但规模要大得多：我们会将数据复制到纸质表格上，然后随身携带表格，或通过邮寄的方式发送表格，又或在 20 世纪 90 年代最"现代"的试验中通过传真机发送。最后，这些数据会被输入数据库中，且不是输入一次而是两次，主要是为了避免出现可能的转录错误。

我们观察了学术研究和医药行业，而我们最初的灵光乍现就是关于利用互联网替代所有人力工作，以及促进更自动化的数据清理和整合的对话。我曾想：既然可以在线购买书籍，为什么不能在线进行试验呢？这个问题可能是一切的开端，它最终促使我们成立了 Medidata 公司。

几年后，我们遇到了塔里克·谢里夫（Tarek Sherif），并一起创办了 Medidata 解决方案股份有限公司。在这段时间里，我们开始自己开发一些初级的软件，最终创建了一家公司，它之后成了 Medidata 公司的前身。我们还改造了一间"办公室"，我将自己的床移到客厅，把原来的单卧室公寓变成了一个小型的开放式单间。

我当时一直沉浸在对在线研究的思考中，还不确定是否要在实验室工作台上度过一生（我原本的职业规划）。幸运的是，我后来找到了一个机会，开始在部门新兴的电子病历项目中工作。这个项目正好符合我在计算机和研究两方面的兴趣，让我学到了关于数据标准化和基准化的宝贵经验，更准确地说，就是当数据没有进行标准化时，它们产生的价值就会减少，基准测试也就不可能了。

卡尔·奥尔森（Carl Olsson）是一位非常优秀的导师，也是我们的系主任，他的团队成员都是非常有远见的医生和科学家，我们得到了他的团队的大力支持。他的团队希望安装一个电子病历系统，能比当时的系统更快、更有效地进行项目研究，简单来说，就是将部门内所有医生的研究数据连接起来。

遗憾的是，这个项目失败了——我们遇到了技术问题，它并未像我们希望的那样良好运行。虽然那时我还处于职业生涯的相对早期阶段，但我愿意对解决这个问题承担一部分责任。然而，我们遇到的最大的问题是，该部门的各位医生希望如何记录数据。取代纸质医疗记录和口述记录是一个很大的挑战，因为它们本身就缺乏结构。即使是现在的技术，也无法解决我们当时遇到的一些问题，如自然语言处理，它旨在为非结构化数据找到结构，图表注释经常被视为理想用例。

在某些情况下，在同一栋大楼，甚至同一个办公室里研究同一种疾病的不同医生，在测量患者的疾病进程时，却有非常不同的思维模型。理论上，我们可以建立一个通用数据模型，但现实情况是，医生们并不会为了使用该模型而改变自己的思维方式。

而且，当时大多数在今天仍然适用的电子健康记录软件系统并不是为研究而设计的，而是为实践管理和计费业务而设计的。事后来看，我们无法创建那个研究"核心"是注定的。我们让医生按照他们觉得最适合和最自然的方式记录数据，而没有采用通用的数据模型和流程，这意味着我们不能轻易地将一位患者的数据与另一位患者的数据进行比较。也就是说，我们在数据标准化方面失败了。因此，我们无法在患者和实践之间进行想象中的比较。我们没有基准参照，因此无法扩大研究规模。

当我们回顾图 10-1 中数据价值的发展进程时，实际上只有获得高质量、标准化且基准化的数据，才能实现更高层次的价值创造。然后，我们可以得到我们在哥伦比亚大学试图实现的"核心"。有了这个核心，我们不仅能进行更传统的大规模统计分析，还可以借助机器学习和预测建模来创造实际利益。

我们可以开始预测哪些患者会从哪种治疗中受益最大，这仿佛重塑了我在电子病历领域的经验。我们可以借助一种算法来实现这个目标，该算法基于这样一个事实，即我们可以将那些试图接受预测的患者与全球接受过治疗的患者群体进行比较，后者在生物学、生理学和行为等层面与前者相似。

当明白了这种进展在数据科学中的基础性作用以后——就像重力对物理学的重要性一样，那么扩展数据科学的一个非常重要的方面就会浮现出来。我们可以看到，在通往某个里程碑的过程中，努力和价值之间的关系并不是线性的。对数据进行清理和标准化是很困难的。法杰根鲍姆博士花了数年时间收集数据，Medidata 公司花了几个月的时间与他的团队一起对数据进行清理和标准化，最终只用了几分钟的时间就运行了用于卡斯尔曼病亚型患者的算法。人工智能算法创造了巨大的价值，它们将为我们的未来提供更多的动力。如果你是一名科学家，你会明白人工智能算法的运用是这个过程中最吸引人的一部分。但是，如果没有巨大的努力确保它们建立在正确的基础上，它们就不会起作用。就像美国火星气候探测器着陆失败的教训一样，我们也可以从沃森在癌症治疗建议方面的商业失败中学到这一教训。

一旦数据稳定、准确且可靠，我们就可以扩展思维，寻找更具创新性的数据应用，尤其是应用于临床试验领域。这也是下一章将要探讨的话题。随着我对客户期望的目标了解得越来越深入，我意识到，我们可以在标准临床试验的基础上做更多的工作。如果将在一项试验中获取的数据用于另一项试验（合成对照），或根据结果动态调整试验（自适应试验），那么获取新的知识就会更加便捷，成本更低。

同时，一旦我们将这些新的临床试验知识与我们对行为和认知表型的理解相结合，再加上本书迄今为止讨论的所有其他数据层面，就能为生命科学领域提供足够的信息，以研发越来越多的特异性药物和治疗方法，并最终为患者带来真正的好处。而在 25 年前，当我第一次开始自己的数据之旅时，这是无法想象的。

The Patient
Equation

第 11 章

进化中的临床试验：
精准匹配等待的患者

我们没有
明确的指南
来解读试验数据

THERE IS
NO GUIDE
TO INTERPRETATION

——

THE PATIENT EQUATION

　　几十年来，我们进行临床试验的方式并没有发生显著变化。虽然我们已经从纸质操作转变为线上操作，且大多数机构开始对新的测量类型持开放态度，如在家里而不是在诊所使用可穿戴设备和其他新一代设备进行测量，人们也越来越认识到可以通过新的方法和观点来扩大数据集。但是，我们现在仍处于早期阶段，临床试验仍处于数据革命的边缘。就目前而言，造成这种局面的一部分原因是启动一次试验会耗费巨额资金，人们害怕在未知事物上承担巨大的风险；另一部分原因是，到目前为止，我们没有太多的理由或行业动力来推动试验设计、数据收集或试验访问的进展。这种情况必须改变。

　　为了充分发挥新的患者方程式所提供的潜力，临床试验需要从以下三个方面进化：第一，需要改变患者寻找和参与试验的方式（"访问"）；第二，需要应用新的方式收集新类型的数据，以涵盖从 DNA 到行为乃至所处环境等各个方面；第三，需要转向新的数学设计。我们需要用新的试验框架和技术来创新，以更有效地实现患者方程式的输入和输出，从而为患者带来最大的利益。在本章中，我们将深入探讨这些问题。

扩大临床试验参与度

据《纽约时报》报道，在美国，只有不到 5% 的成年癌症患者参与了临床试验。实际上，提高参与率不仅会挽救参与试验的患者的生命，而且有益于未来几代人的健康，他们将从更多的研究机会中受益。[1]造成患者参与率低的部分原因是某些研究的特定资格要求，但有一个现实是，患者并不总是（甚至经常不是）被引导到可能对他们有益的试验中，或很少会被告知即使他们不接受研究药物，他们仍然会在试验中获得与试验外相同的标准治疗，而且这是免费的。

《纽约时报》的这篇文章呼吁，应由临床试验指导员来帮助患者找到最适合的试验，但这种教育需要在整个医疗保健系统中普及，因为许多临床医生也需要像患者一样获得大量的信息和指导。的确，有些试验不会对每一位患者都有帮助，就像《纽约时报》的另一篇文章提到的，精准医疗研究的失败率超过 90%，但试验中的患者通常是那些所患疾病已被证明对标准治疗最抗拒的患者，而改善这一状况唯一的途径是进一步的试验研究。[2]

多年来，T. J. 夏普（T. J. Sharpe）一直在倡导和争取扩大试验准入量，他在 2012 年被诊断出患有黑色素瘤，且已经到了Ⅳ期。"我在 25 岁时被诊断出患有黑色素瘤且为Ⅰb 期，后来我进行了手术切除。12 年后，我被告知黑色素瘤已经发展到了Ⅳ期……我的儿子当时只有 4 周大。"夏普在

[1] Susan Gubar, "The Need for Clinical Trial Navigators," *New York Times*, June 20, 2019.
[2] Liz Szabo, "Opinion | Are We Being Misled About Precision Medicine?," *New York Times*, September 11, 2018.

接受《治疗》（CURE）杂志的采访时说。[1]

　　当夏普面对这样的诊断时，一名肿瘤学家告诉夏普，如果夏普的存活期超过两年，他会感到惊讶。于是，夏普决定尝试免疫疗法的临床试验。经过一次失败的尝试后，他又进行了第二次尝试。在服用多年帕博利珠单抗后，自 2017 年 8 月以来，他已经摆脱了黑色素瘤。[2] 我与夏普交谈过，他强调，患者仍然很难被推荐参加试验。[3] 自从确诊以来，他一直作为患者权益倡导者和研究行业的顾问在工作，并强调医生和患者对于更多的信息以及工具的需求。

　　由美国国家卫生研究院运营的网站 ClinicalTrials.gov 有丰富的公开可用的资源，它将自己定位为"一个在全球范围内运行的由私人和公共资助的临床研究数据库"。[4] 我经常收到那些接到不幸诊断的患者的电子邮件和电话，他们把我视为他们与临床试验行业的中介。他们听说了通过临床试验获取前沿疗法的可能性，并想知道他们可能适合哪些试验，以及哪些试验最有可能给他们带来益处。ClinicalTrials.gov 不可避免地成了我回答这些问题的工具，但这并不意味着它没有缺陷。

　　"ClinicalTrials.gov 不是一个对用户友好的工具，设计者也从未打算将它打造成这样的工具。"夏普解释说，"它本来是被设计成一个存储研究结果的数据库，但现在它被患者用来寻找试验，因为现在它是许多患者寻找试验的唯一途径……在通常情况下，患者很难在这个数据库中找到适合他

---

① Meeri Kim, "The Jury Is Out," *CURE*, June 19, 2018.

② 同上。

③ T. J. Sharpe, interview for *The Patient Equation*, interview by Glen de Vries and Jeremy Blachman, July 1, 2019.

④ U.S. National Library of Medicine, home page of ClinicalTrials.Gov, 2019.

们的试验，以将他们的健康状况与数据库中的标准相匹配来评估它是否可能对他们有效。"

夏普认为 ClinicalTrials.gov 的系统存在三个主要问题：一是临床试验的一般知识的获取；二是有用的数据库的获取，以便在合适的时间将合适的试验与合适的患者相匹配；三是可理解的结果的获取。"如何进行公平的比较呢？"他问，"如果你有三家不同的公司可选，它们宣布试验结果均显示有效，但它们可能有不同的目标、涉及不同的人群，或有其他不同之处，你如何比较它们？"

再回想一下前文提到的目标，即在合适的时间为合适的患者选择合适的治疗方法，对此夏普强调了一个问题：没有一个途径可以让我们详细了解可用的临床试验集合。具体而言，我们无法确定一位患者能否在多个关键维度上与某种治疗方法相匹配。当然，我们可能还不知道某种特定的实验性治疗方法是否对特定的个体患者有效。这就是我们要做研究的原因。然而，能看到这些潜在的匹配对象可能在一个综合性的、有组织的且易于获取的地方，就有极大的机会帮助试验被试找到可能治愈或延缓他们疾病进展的方法。

事实上，不仅患者没有他们需要的信息来比较试验，医生同样也没有。没有明确的指南用来解读试验数据，也没有明确的方式来针对不同的患者亚群进行分类，因此人们很难了解某一特定试验对于具有相似基因、总体健康状况和并发症的患者的效果如何。简单地说，从数据中产生并展示给医生或患者的有意义的见解太少了。

夏普认为，目前患者方程式面临一个很大的挑战：所需数据分布在许多不同的孤立区域，而医疗行业的发展动力也不像他所希望的那样强大。

他担心"以患者为中心"只是一句口号，实际上并没有用来创建试验设计，以便让患者将某种药物与另一种药物进行比较，或找出哪种试验可能是最好的。他希望生命科学公司开始了解这一点，并认识到为患者和医生提供有效且可操作的信息是更好的商业模式，促使患者更加主动地为自己的健康权益发声。

从实际角度考虑，这可能会转化为什么呢？夏普设想了一个值得信赖的试验信息源，它比 ClinicalTrials.gov 对用户更加友好，利用它，生命科学公司和其他医疗服务提供者可以共同为患者、医生和研究人员创造一站式平台。如果有人得到了新的诊断，他们或他们的医生可以登录这个平台了解现有的知识、最新的治疗方法、可能存在的试验，以及一系列治疗方法的结果。这不仅仅是针对普通患者的，更是尽可能地针对与新诊断患者相似的患者的。

制药行业与临床护理的脱节

艾丽西亚·斯塔利（Alicia Staley）是 Medidata 公司患者参与部的高级主管，她曾三次患癌，但都挺过来了，目前她已经"幸存"了 30 多年。斯塔利在年轻时被诊断出患有霍奇金淋巴瘤，之后又分别在 2004 年和 2008 年被诊断出患有乳腺癌。她同意夏普对医疗行业的看法，并认为制药行业与临床护理的脱节是造成困难的主要原因。[①] 斯塔利说："长久以来，制药行业在一个轨道上经营，而临床护理在另一个轨道上经营，两者之间缺乏交集。"她认为，这会让患者感到困惑，还会阻碍研究人员招募

[①] Alicia Staley, interview for *The Patient Equation*, interview by Glen de Vries and Jeremy Blachman, July 1, 2019.

患者参加试验，并将他们困在临床研究系统中。所有这些都是交易性的，它们并没有与患者、患者权益倡导者及整个医疗行业建立长期的关系。

事实上，很多时候，甚至连医生也不知道临床试验是如何进行的，因为这与他们的大部分职业生涯和日常工作无关。但是，如果想要实现真正的行业合作，这种情况就必须改变。目前，这种缺乏合作的情况体现在从教育到治疗的各个层面。斯塔利认为，生命科学行业需要意识到，向患者提供教育以及与患者权益倡导团体建立长期关系对他们是有利的，这不仅体现在销售热门药物上，更体现在试验招募、数据收集以及真正让我们走上更丰富的疾病模型建立的道路上。正如夏普所说，斯塔利坚持认为数据被过度地孤立了，行业之间需要合作："价值并不在于数据封锁或数据囤积。没有得到分析、共享和有效使用的数据没有任何价值，没有实践支撑的数据也是没有价值的。"

斯塔利还认为，在临床试验领域中，很多事情并不是真正为患者服务的，尤其是医生仅仅因为试验在其他医疗机构进行就拒绝与患者分享参与试验机会。临床试验是围绕作为每项独立研究的"主持者"的医生进行的，如果某位医生认为某项研究可能对特定患者有帮助，但该研究不是由他主持的，那么他通常会将患者转介给负责该研究的医生。这意味着患者的治疗将由另一位医生负责或在另一个医疗中心进行，甚至可能在另一个医疗系统进行。患者可能会受益，但医生和医院可能会失去一个"客户"，因此，这可能会对跨系统的转诊造成阻碍。斯塔利遗憾地说："你认为这意味着失去一个潜在的收入来源，但这可能是失去了一条生命。"

与夏普的观点不同的是，斯塔利认为通过技术解决方案（如完美的试验数据库）最有希望为患者提供启发性信息，但她担心现在过分依赖技术可能会排除许多尚未接触这些技术的患者。她说："医疗行业需要接触患者，了解他们的真正需求。"与此同时，她认为技术在收集更丰富的患者数据方面有巨大的应用空间，但前提是有人能捕捉到相关信号。斯塔利表示，应该为患者提供监测仪器，"使他们在生活中生成有价值的数据，让他们的生活更便捷，避免他们一直只看医生并浪费时间"。

斯塔利说，整个医疗行业都需要进行思维转变，这与我之前提到的转变是一样的，那就是患者方程式可以使我们从被动式系统转变为主动式系统。我们能否建立一个系统，不仅用它来应对已经发生的事情，而且还可以在诊断前就为患者提供相关的健康知识和信息？当有更多的治疗选择时，我们是否可以利用仪器更早地发现问题，或在为时已晚之前告诉患者他们对治疗产生了耐药性？

斯塔利担忧地表示："制药行业仍然是一个'过于成熟'的行业，在不做出太多改变的情况下仍可以赚取大量利润。但他们必须认识到，通过与患者、患者权益倡导者、医疗保健行业以及彼此合作，他们真的可以给人们的生活带来巨大的变革。"

真正以患者为中心的试验

夏普和斯塔利所表达的关于寻找试验困难和解决试验准入问题的挫败感源于一个特定的原因：试验是围绕研究人员设计的，而不是围绕患者设计的。当然，我并不是在指责那些设计、赞助和帮助运营的人，毕竟这是根据重要的科学和法规要求所施加的实际限制。从定义上说，试验就是实验，需要进行控制，且不仅仅是一些患者接受新药而另一些患者接受标准护理或安慰剂治疗的常规控制，而是还有一致性方面的控制。

在一项研究中，如果对不同患者某些方面的护理处理得不一致，那么在判断某种特定治疗方法是否有效时，可能会产生误导。在科学研究中，为确保结果的可靠性，我们总希望让尽可能多的变量保持一致。最糟糕的情况是，最终分析不包括不一致的变量，这会导致结果不准确。将试验限定在特定的研究人员群体中进行，这样就可以确保协议得到一致遵守。这意味着，关于治疗的安全性、有效性和对患者的实际价值所进行的各种治疗和测试，都会被准确地执行并记录下来。这种做法是为了履行创造有价值结果的道德义务。

此外，FDA 等机构也会明智而负责任地实施监管工作，以确保协议得到一致遵守。实验性药物通常会导致未知和危险的不良反应。研究中产生的数据集不仅是被试研究结果的总和，也是监管机构用来进行评估批准的信息。

例如，典型的三期临床试验会将一种新药与当前的标准治疗进行比较，目的是希望获得药物批准。这不仅关系到研究中数百名患者的生命，还关系到未来成千上万甚至上亿的患者的生命，这些患者未来可能会使用这种药物，也可能无法使用。为了确保得出最可靠的结果，我们必须小心谨慎，而这是通过当前以研究人员为中心的范式实现的。

但这并不意味着这是唯一可行的方法。在今天，那些推动众多治疗突破和新测量的技术和连接，可能会改变未来我们组织试验的方式。或许我们可以颠覆当前的方法，让研究真正以患者为中心。此类努力正在进行中。

安东尼·科斯特洛（Anthony Costello）是 Medidata 公司的高级副总裁，负责移动健康业务，他领导我们参与了一项试验，即"阿司匹林剂量：一

项以患者为中心的评估益处和长期有效性的试验"（以下称 ADAPTABLE
试验）。这项试验将研究带到患者身边，而不是让患者为了研究而长途跋
涉，它由"以患者为中心的结果研究所"（以下称 PCORI）赞助。在一次
采访中，科斯特洛谈到了这项研究在招募患者方面的变革性方法，即在
PCORnet 站点（美国以患者为中心临床研究网络，覆盖美国超过 6 800 万
患者[①]）接受治疗的患者通过他们的电子医疗病历被识别出来，并发送带
有代码（"金票"）的邀请，允许他们登录该网站并报名参加试验。[②]

这是一个彻底改变为试验招募被试方式的开始。这种模式是被试直接
自己报名，而不是先寻找研究人员，再由他们去寻找被试。这得益于庞大
的医生网络，被试在报名前已被预先筛选，以确保他们满足研究要求，并
为他们提供所有必要的资源和工具。一个虚拟的研究中心就这样围绕患者
建立了起来。

ADAPTABLE 试验及其他类似的虚拟试验证明，并不需要一个实际的
地点作为招募和治疗的中心。这种研究方式将继续扩展，并在未来变得更
加常规，使得系统中的每个人都因技术而受益。

毫无疑问，患者的负担会降低，他们不需要经常去医院或诊所，且研
究也更容易融入他们的日常生活中。据说，ADAPTABLE 试验的参与率非
常高，患者都非常配合研究的需求，很少有人中途退出。科斯特洛认为，
之所以如此，至少部分原因在于在虚拟模型下，方便患者参与。

---

① "PCORnet®, The National Patient-Centered Clinical Research Network," Patient-
Centered Outcomes Research Institute, July 30, 2014.

② Anthony Costello, interview for *The Patient Equation*, interview by Glen de Vries
and Jeremy Blachman, December 2, 2019.

不仅进行研究的公司从中受益，像 PCORI 和 ADAPTABLE 试验的提供方这样的非营利组织同样从中受益。招募成本降低了，招募所需的时间也减少了。ADAPTABLE 试验有 15 000 名患者参与，这个数量级在传统试验中是难以达到的。

此外，研究的输出结果也更理想。且如前所述，进行连续监测也变得更容易。

而且，传统的试验方式也并不是进行研究的唯一方式。患者不需要为了收集特定研究中的每一个数据点而去医院或诊所，他们可以选择去设有小诊所的药店，或者去当地的实验室抽血。他们所需的药物可以直接邮寄到家中。也许他们还需去医院或诊所进行初步筛查、确定关键的检查点，并结束治疗。但是，只要有机会，即使只是将部分研究转移到虚拟环境中，我们也应该利用起来，以减轻被试的负担。

在接下来的 5 年内，我预计几乎每一项临床试验都将利用虚拟试验设计。一些试验将完全是虚拟的，如 ADAPTABLE 试验。但更有可能的是，我们会看到一个"双峰分布"，即大部分试验要么 20% 是虚拟的，要么 80% 是虚拟的。前者主要是指患者病情严重或治疗方法复杂的情况。这类患者需要更多地待在医院或诊所，他们甚至可能更愿意这样做，但使用虚拟方式可以使治疗过程中的一些环节变得更简单，从而提高患者的生活质量。后者适用于慢性病或易于管理的药物治疗及其效果评估。这些研究将包含可以在家中或药店完成的内容，或由护士、医生上门探访患者的内容。除此之外，如前文所述，患者可能需要前往医院或诊所数次，如进行初步筛查，参与研究前的注册和培训，了解在研究中需要知道的细节，然后在治疗结束时结束参与等。

这类虚拟试验出现的时候，正值生命科学行业比以往任何时候都更需要进化的时刻。随着治疗效果越来越精准的药物的出现，我们会看到，每种药物的受益患者数量会减少，因为为突破性的精准医疗找到合适的患者，比为广泛应用的药物找到合适的患者更难。因此，为研究项目找到合适的候选人（有能力、有意愿且适合的人）将变得更加困难。

接受新型数据

关于试验，另一个重点是，生命科学公司需要继续朝着更广泛的数据采集方向发展，从可穿戴设备和移动设备，到基因测序和冷冻生物标本。试验中更丰富、更广泛的数据意味着更准确的分析。变量越多，我们就越有可能找到有意义的变量。

2016 年，谢里夫曾接受《医药时报》（*Pharma Times*）的采访，他说："从历史上看，在临床试验中，我们通过日记、纸张……或者让患者来诊所做测试，来收集或多或少的主观数据。这些数据被认为是衡量治疗效果的指标，但我们只捕捉了某些时间点的情况。"[1]

的确，在这些时间点上所获取的数据，与现在可以通过更好、更先进的仪器所获得的客观数据相距甚远。现在，我们具备比以往任何时候都更有分析现实世界的经验，而不仅仅是在医院或诊所中得出测试结果。我们可以看到患者的活动情况、试验过程中步数的变化、与睡眠有关的数据等。虽然在 2016 年，一些公司就开始进行电子临床试验，但很少有公司

---

[1] George Underwood, "The Clinical Trial of the Future," *PharmaTimes*, September 23, 2016.

真正致力于利用可穿戴设备的试验。

自 2016 年以来，这一状况有所改善，但改善的幅度还不够大。尽管我们看到越来越多的可穿戴设备被纳入试验（从 Fitbit 智能手环到苹果智能手机），但在所有试验中仍然没有看到传感器的普及。在肿瘤学和其他治疗领域，基因组常被用于分析研究，但我们并没有在所有研究中看到完整的基因测序，或者像法杰根鲍姆博士和卡斯尔曼疾病协作网络所展示的那种对蛋白质组学的重大研究。

谢里夫的合作伙伴——Medidata 公司移动健康业务的前总经理卡拉·丹尼斯（Kara Dennis），是我所知道的关于临床试验新技术的最聪明的思想者之一，在我构思本书的初期，她与我分享了关于这些新技术发展的看法。丹尼斯告诉我："制药行业长期以来一直使用一些经过验证并被众多患者所证明为可靠的测量方法，要从传统方法中转型需要一段时间，但我们绝对能看到这种转型的初步迹象，那就是在研究中验证可穿戴设备数据的质量和实用性。"[1]

她解释说，数据面临的最大挑战是传感器的质量，以及被试能否正确使用它们。即使像体温计这样简单的东西，被试使用它们的能力可能也不够好，临床医生测量的体温数据和被试自己测量的可能会存在差异。另外，确保被试遵循指导也是一个问题。"我们需要什么样的基础设施？"丹尼斯问道，"患者会记得使用设备吗？他们会记得为它充电吗？如果他们晚上需要戴着它，那他们会戴着吗？他们在淋浴时需要戴着吗？"

随着这些问题逐渐得到解决，可穿戴设备的技术将变得越来越精准，

---

[1] Kara Dennis, interview for *The Patient Equation*, interview by Glen de Vries and Jeremy Blachman, February 24, 2017.

而且用户在使用过程中出错的可能性也越来越小（如植入式设备等），我们希望制药行业能更加放心地使用这些设备。高德纳公司的一位行业分析师表示："要想在这个市场中产生巨大的变革，前提是制药行业对支持可穿戴设备的基础系统有信心，这意味着可穿戴设备的临床验证专业技能必须得到提升。"[1]

好在随着时间的推移，知识的普及和产品舒适度在不断提高，数字化临床试验正逐渐成为现实，这使试验比以往任何时候都更准确、更高效，也更便于患者参与。我们可以利用技术来消除物理、空间和时间上的障碍，这些障碍会让启动和完成一项研究变得更具挑战性且成本更高。通过视频通话技术和可穿戴设备，我们可以连接患者、医生和研究人员，患者可以足不出户成为理想的试验被试，而研究人员仍然可以获得完整且准确的信息、图像和数据。

毫无疑问，通过接受新技术和数据收集工具，将试验带入 21 世纪固然是一件重要的事情，但更重要的一步是开放试验设计本身，摆脱传统数学设计的限制，采用新的统计技术和方法来比较不同治疗方法的安全性、有效性和价值。这些新方法和范式能加快我们将新疗法从实验室转移到市场的速度，从而更快地帮助患者。

解放临床试验

在生命科学行业，自从林德对水手和坏血病进行实验以来，我们已经习惯于将患者与证据的比例保持为 2：1，即需要让一位患者接受一种药

---

[1] Eric Wicklund, "Gartner Analyst: Healthcare Isn't Ready for Wearables Just Yet," *mHealthIntelligence*, November 19, 2015.

物治疗，让另一位患者接受另一种药物治疗，总共需要两个人，以便进行比较。比如让一位癌症患者接受传统的癌症化疗，让另一位癌症患者接受免疫疗法。这就类似于让一位水手喝酸橙汁，让另一位水手喝海水。

这种状况正在发生变化。在我们基于数据驱动的疾病模型中，当我们寻找定义治疗与不治疗之间界线的患者方程式时，或者确定使用现有的上市药物治疗谁、谁是实验性治疗的最佳候选患者的界线时，可以开始打破这种患者与证据的比例为2∶1的范式，创造出一个像水蒸气图表那样更加直接且清晰的视图。

凭借更好的工具和更丰富的患者数据，我们可以开始以新的方式来评估治疗的安全性、有效性和价值。我们必须这样做，因为只有这样，我们才能达到未来的精准医疗状态。打个比方，如果将研究中总的患者数量视为一个分数的分母，那么受益于治疗的患者数量就是这个分数的分子。随着治疗的针对性越来越强，我们将越来越难找到足够的患者来得出在统计学上可靠的结论。我们需要从每个患者那里获得更多的证据，将他们的数据纳入研究，以便在未来的精准医疗世界中进行研究。

"数字化转型"这个词经常被制药行业的高管们提及，因为他们真正地意识到了用于研发的基础设施和流程迫切需要现代化。但重新思考试验设计并打破患者与证据比为2∶1的范式，是迈向这个方向更为关键的一步。当我们思考构建疾病图表的最终目标时，这是关键的一步，因为只有这样才能真正做出更好的预测和决策。为了尽可能清晰且准确地知道患者是否需要接受治疗，我们需要从试验患者那里获得更多的数据和证据。

现在，我们更易于进行比过去更深入的研究，即可以从传感器中获得更高分辨率的测量数据，解析患者的病史，或使用人工智能找到我们无法确定的关联性。我们不会遗漏周期性疾病的发作，因为我们现在可以实时、全天候地收集相关数据。我们不仅需要得出一个二元结论，如喝酸橙汁是不是治疗坏血病的一种正确方法，还可以更进一步尝试确定喝多少酸橙汁是合适的，以及治疗效果是否会因为人的性别、年龄及其他并发症而发生改变。我们需要这些新增的数据，以便能自信地判断诸如是否要对前列腺特异性抗原水平高的人进行治疗，帕博利珠单抗是否比传统化疗更适合某位黑色素瘤患者，以及患者是否会在早期出现阿尔茨海默病的临床症状，还是永远不会出现。目前，数字基础设施以前所未有的方式使这一点成为可能。

进入托马斯·贝叶斯的世界

托马斯·贝叶斯（Thomas Bayes）是 18 世纪的一位统计学家，他的工作最终导致了世界上两大统计理论流派的分裂：频率学派和贝叶斯学派。简言之，频率学派要确定抛硬币结果为正面或反面的概率，需要先设定具体的抛掷次数，再基于实际的抛掷结果来推断概率。而贝叶斯学派允许对其进行动态调整，也就是说，预测不需要完整的数据集。随着我们看到越来越多的证据，我们可以修改期望和假设。

对抛硬币来说，每次抛掷付出的努力都非常小，只要有硬币就可以。因此，决定抛 100 次硬币来预测未来正面出现的频率是相对简单的。但当涉及患者——真正希望延长寿命或提高生活质量的人时，这就很不简单了。仅仅为了初步了解某种治疗方法是否有效以及对谁有效，就需要 100 名被试，这意味着其中有很多人可能会接受对他们没有帮助的治疗。

使用贝叶斯的统计技巧，我们可以做得更好。我们可以让尽可能少的患者接受无效的治疗，而让尽可能多的患者接受有效的治疗；还可以更快地将治疗方法带入研究过程中，使其更为普遍且可行。在每次抛硬币时，我们可以了解抛硬币的本质，这意味着得出结论所需的抛硬币的次数更少。换句话说，我们可以打破患者与证据的比例为 2∶1 这种范式的要求。

唐·贝里（Don Berry）是得克萨斯大学 M.D. 安德森癌症中心的教授，也是该中心生物统计系的创始主任，同时还是 I-SPY 2 的设计者。I-SPY 2 是一项乳腺癌研究，它标志着迄今为止贝叶斯统计学在临床试验中最大规模的应用，也可以说是最成功的应用。贝里将贝叶斯统计学引入医学领域的工作是开创性的，这与前一章讨论的想法密切联系。当你与贝里交谈时，你会意识到，贝叶斯思维多么适用于将精准医疗引入研究。[1]

在频率学派的方法中，我们需要获取所有的研究数据，才能对治疗价值做出初步评估，而贝叶斯学派的方法让我们基于过去的知识为该治疗价值设定一个概率分布。随着研究的深入，我们可以利用新的数据来调整或更新这个概率分布。简单来说，这个概率分布就像一个函数，也就是一个方程，它可以预测试验的可能结果，以及某种治疗方法是否对患者有效。

我们不是盲目地从一个预设的假设开始，也不知道它是否正确以及当它是错的时该如何调整；相反，利用贝叶斯学派的方法，我们可以在整个研究过程中不断学习和调整。我们也许无法做出完美的预测，但可以基于已知的关于世界、关于患者及其反应的信息，做出越来越准确的预测。我们还可以不断更新预测，利用当下的数据以更高的准确率推算出将来的情况。最终，我们可以在临床试验过程中根据实时数据调整治疗策略，以便

[1] Don Berry, interview for *The Patient Equation*, interview by Glen de Vries and Jeremy Blachman, May 2, 2019.

使患者的治疗结果有效，同时还可以从试验中获得最大化的学习成果，而不影响研究的客观性和统计价值。

"简言之，我们边走边学。"贝里解释说。如果其他试验数据可以帮助我们更好地推断当前的试验，那么只要从统计学角度看这些数据是有价值的，就可以且应该使用它们。I-SPY 2 试验旨在为高危患者寻找治疗早期乳腺癌的最佳方法，这些患者的癌症尚未发展成转移性疾病。那么，有效治疗这种疾病的最佳疗法是什么呢？图 11-1 展示了像 I-SPY 2 这类研究开创的试验设计类型。

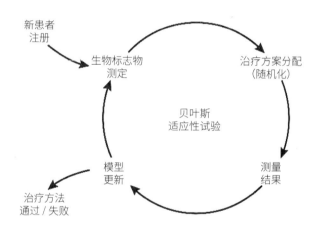

图 11-1　合作型贝叶斯适应性试验

在不同的试验组进行多种药物的试验，利用贝叶斯适应性方法分配给患者对他们最可能有效的药物，这些试验在设计上都有相似之处。患者参与研究时，我们会先收集他们的数据，再为其分配治疗方案。通过观察生物标志物的特征，可以确定新加入的患者与先前参与试验的患者（及后来参与的患者）是否具有相似性。虽然患者被随机分配到某种治疗中，但我们更倾向于选择过去对类似患者有效的药物。

记录治疗效果后，我们会根据与生物标志物组合相关的信息，更新预测哪种治疗可能有效或无效的数学模型，并在下一位患者参与研究时使用新的模型。注意，这是一个持续进行的循环：新患者持续注册参与研究，数学模型根据新数据进行调整。最终，当积累足够的证据显示某种特定的药物对特定的患者群体（基于其生物标志物来确定）显示出良好的效果时，这种药物就可以结束试验，进入正式审批流程。同样，如果某些药物对任何类型的患者都不起作用，那么它们将被淘汰，为更多可能成为研究中治疗选择的药物腾出空间。

如果一种治疗方法在试验中对某一特定亚型患者的治疗效果不佳，那么该亚型患者被分配到这种治疗方法的概率就会越来越低，直到这种治疗方法被证明对这类患者很可能没有价值时，概率就会降到零。这在标准的双臂临床试验中是做不到的：如果一种治疗方法不起作用，那么试验就结束了，也就是失败了。但是，像 I-SPY 2 这样的多臂适应性试验，有多个实验组（以及一个标准治疗对照组）和一套基因测试，用于确定哪些治疗方法对具有特定基因特征的患者能显示出最佳疗效。

随着更多患者继续加入研究以及新数据的不断出现，我们会将更多关于哪些生物标志物与积极或消极结果相关的知识反馈到后续患者的治疗分组中。当一位新患者参加这种贝叶斯试验时，我们会用他们的生物标志物作为一种分配方式的参考，据此优先将他们随机分配到已经对相似患者有效的治疗组中，而不用像抛硬币一样的统计方法来决定。

贝里的这种方法很像是构建一个"水蒸气图表"并定义了相变，这些相变定义了哪种治疗对特定患者最有可能产生疗效。但这种方法涉及的维度是生物标志物，而不是温度和大气压强。尽管我们在实践上或伦理上，不能对每种生物标志物的组合进行所有治疗的测试（即生成"水蒸气图表"的试验方法），但可以使用贝叶斯统计学在开始做一些关于这些相变的假设，也就是初始概率分布，并通过每位接受治疗的患者来完善假设。换句话说，随着研究的进行，我们可以不断完善研究中所呈现的患者方程式。

将 I-SPY 2 研究的工作方式视为相变的可视化是我的想法，不是贝里的，但写作本书的想法实际上始于贝里对这种试验设计的倡导和指导。即使不考虑数学上的优势，仅仅意识到适应性试验设计能使更多的患者接触到对他们有益的治疗，就足以看到它的优点。用贝里的话来说就是："你边学习边验证，并看看你的预测是否可以被复制。"

打破障碍

I-SPY2 研究中并没有固定的治疗方案。到目前为止，它已经纳入了 19 种治疗方法。截至本书撰写时，其中的 6 种治疗方法已经审批通过，并且还会有更多的治疗方法审批通过。一旦有足够的数据证实，某种药物对具有特定生物标志物特征的患者效果良好，该药物就会从试验中被移除。生产该药物的公司可以使用生成的数据来获取监管批准，并在治疗的精确应用方面，比传统的一期至三期临床试验能获得更多进展。所以，不仅试验中的患者有可能获得更好的治疗方法，治疗方法也可以更快地被推向市场，以满足其他患者的需求。

在美国，FDA 一直支持贝叶斯试验设计。[1][2] 但由于制药行业本身的

① Center for Biologics Evaluation and Research, "Interacting with the FDA on Complex Innovative Trial Designs for Drugs and Biological Products," U.S. Food and Drug Administration, 2019.
② Janet Woodcock and Lisa M. LaVange, "Master Protocols to Study Multiple Therapies, Multiple Diseases, or Both," ed. Jeffrey M.Drazen et al., *New England Journal of Medicine* 377, no. 1 (July 6, 2017): 62–70.

保守文化（这在很多方面都是合理的），以及鼓励使用传统设计进行研究的行业激励结构，贝叶斯试验设计在推广时面临一定的挑战。此外，这种研究设计还存在非常实际的局限性：它需要大量的协调和合作。比如描述治疗管理各个方面的协议，它需要一个"主协议"来管理试验的整体设计和运作。所有参与的公司，以及所有在适应性试验设计中评估药物的组织，都需要在主协议的框架内工作。与传统的研究设计相比，贝叶斯试验设计对监管和科学严谨性的要求并没有不同，它只是有更多的实验性治疗、更多的患者，且试验的持续时间更长。这明显增加了研究的复杂性。尽管像 I-SPY 2 研究这样的贝叶斯适应性试验设计在伦理和经济利益上有优势，但单独研究的成本和协调的复杂性仍然是障碍。

然而，这些障碍最终都可以、应该且必将被克服，因为涉及巨大的利益。这类研究打破了几个世纪以来每单位证据两名患者（患者与证据之比为 2∶1）的限制。简单地说，通过在多个实验组上共享一个单独的对照组，我们可以再次选择对照组的患者。例如，假如有 7 个实验组，那么实际上每单位证据只需要 1.125 名患者。这只是对 I-SPY 2 这类研究最简单的解读。可以说，由于这项研究的学习性质和设计上的良性循环，实际上每位患者都创造了更多的证据。

最终，证据生成能力的提升将催生越来越多类似的试验。GBM AGILE（全球脑胶质瘤适应性临床创新试验体）是 2015 年构想出来的一项宏大的适应性试验设计，旨在促进对胶质母细胞瘤治疗的了解。胶质母细胞瘤是一种致命的大脑癌症，曾导致美国参议员泰德·肯尼迪（Ted Kennedy）和约翰·麦凯恩等多人死亡。[1]

[1] "Introduction to GBM AGILE: A Unique Approach to Clinical Trials," *Trial Site News*, May 3, 2019.

与 I-SPY 2 研究一样，GBM AGILE 试验旨在同时评估多种治疗方法，且只有一个对照组，这意味着患者更有可能获得实验性治疗，更关键的是，他们更有可能得到适合他们的实验性治疗。哥伦比亚大学是首批参与该试验并招募患者的机构之一，他们在新闻发布会上声明："在整个试验过程中，被试的肿瘤组织将接受分析，以识别可能与患者反应相关的生物标志物。随着试验数据的积累，其算法会优化随机化过程，因此患者更有机会得到有效的治疗。"[1]

哥伦比亚大学的神经肿瘤学主任安德鲁·拉斯曼（Andrew Lassman）医生说："这种试验设计提供了一种方法，它可以降低针对新诊断或复发的胶质母细胞瘤的新疗法进行测试的成本，并能节约时间，减少所需的患者数量。"[2] 考虑到胶质母细胞瘤患者的预后不佳以及缺乏有效的治疗选择，对于类似 GBM AGILE 这种项目的需求显而易见。

在明确了像 I-SPY 2 和 GBM AGILE 这种协同性的适应性试验设计的价值之后，我们现在要弄清楚的是，是否还有其他可以打破的障碍？生命科学公司是否还有其他合作方式，这些方式在生成证据、更快地将安全有效的精准疗法推向市场，以及为患者创造突破性价值等方面，是否都超越了以上这些研究？我相信是有的。接下来，我们来进行关于合成对照组的讨论。

合成对照组的由来

1976 年，斯图尔特·波科克（Stuart J. Pocock）在《慢性病杂志》

---

[1] Andrew Lassman, "Smarter Brain Cancer Trial Comes to Columbia," Columbia University Irving Medical Center, April 24, 2019.

[2] 同上。

（*Journal of Chronic Diseases*）上发表了一篇文章，首次提出了"合成对照"的概念。文章摘要写道："许多临床试验的目标是将一种新的治疗方法与标准的对照疗法进行比较，其设计目的是将同等数量的患者随机分配给这两种治疗方法。然而对照疗法通常存在可直接利用的历史数据。"[①]

"合成对照"这个概念的意思是，我们可以合成历史患者数据来创建一个假设对照组，这个假设对照组的效果与随机对照组相似。只要这两组假设的患者基于研究的定义是等价的，也就是说，只要这两组数据具有相同的特征且满足正确的纳入/排除标准，它们应该就能发挥同样的作用。这个思路与 I-SPY 2 研究中的多臂贝叶斯试验设计中的"患者共享对照组"概念类似。既然我们有一套严格的筛选方案和满足研究条件的患者，那为何不能再次利用已有的数据呢？

假如我们正在寻找一组心脏病患者，这些患者将被给予某种特定的研究药物，而且我们已经从很多其他心脏病试验中收集到了数据，试验中的患者作为对照组接受了标准治疗。为何不重新利用这些结果呢？或者说，为何不将这些以前在研究中得到的数据与在当前试验中获得的新数据结合起来呢？"合成"一词可能会引起误解，这并不是说患者是人为合成的，他们都是真实的临床试验被试，只是他们并非参与当前的临床试验。这里的"合成"是指将他们作为对照组的经验整合，使其形成一个新的、基于其他科学性临床试验数据的对照组。

在数学层面，波科克在他的论文中提出了这样的观点：从成本、时间和伦理的角度考虑，我们可以且应该这样处理对照组，即想象有两名患

---

① Stuart J. Pocock, "The Combination of Randomized and Historical Controls in Clinical Trials," *Journal of Chronic Diseases* 29, no. 3(March 1976): 175–188.

者，一名在实验组，另一名在对照组。他们的数据最终被汇集成一个数据集，展示了接受实验性治疗的患者和未接受实验性治疗的患者之间的结果差异，且这样的情景在不同的实验中多次重复。如果我们可以重复利用先前研究中的对照组患者结果，就能节省一半的成本。因为对照组已经准备好了，我们只需要招募要接受实验性治疗的患者即可。

时间也是个问题。假设评估某种特定疗法是否有效的时间没有缩短，那么对不从事临床研究的人来说，使用合成对照组来节省时间的想法听上去可能不太容易理解。例如，如果我们需要 12 个月的时间来完成整个流程，观察肿瘤是否停止生长，那么从其他试验中重复使用数据是不会节省任何时间的。然而，我们需要招募的患者数量会减少，理论上，在完全使用合成对照组的情况下，需要招募的患者数量可能会减少到原来的一半。

招募患者参加一项研究所需的时间，通常是整个试验流程中关键的限制因素之一。假设我们需要在一项理论研究中招募 120 名患者，且每月能找到 10 名被试，这两个数字对许多研究来说都是合理的。在某些情况下，招募可能会更加困难，而且前文已经讨论过，随着我们向更精确的治疗方法迈进，这一趋势将会是必然的。

从我们招募第一名患者到最后一名患者参与研究所花的时间，是整整一年，然后加上最后一名被招募的患者完成治疗疗程所需的一年时间，以及评估疗效和安全性所需的时间，就是整个试验流程所需的时间。如果我们能将需要招募的患者数量减少一半，那么在这种情况下，招募所需的时间可以减少 6 个月。如此一来，向监管机构提交新药上市许可的申请也可能提前 6 个月。也就是说，患有该药物所针对疾病的患者可能会提前 6 个月使用到这种新疗法，这会为他们提供更早的治疗机会。

即使这种疗法并不比标准疗法更有效，也可以避免让额外的 60 名患者冒险选择可能对他们无效的治疗，这样一来，他们就不会失去参与可能更适合他们的研究机会。尤其是在目前市场上还没有有效疗法的治疗领域，这个时间差意味着可以创造更多成功的机会。我们可以最大限度地减少接触有害物质的患者数量，并最大化在研究期间和研究之后可以从更有效的药物中受益的患者数量。

那么，既然这种方法有一系列巨大的优势，为什么不能应用到试验设计中呢？这已经引起了许多人的关注。詹金斯表示，制药行业肯定在关注这个问题。他说："如果我知道旧药对某个特定的靶点有效，那么在观察新药是否有效时，会发现许多公司都试图使用二次分析，回顾历史数据来检验假设，以验证靶点。这会加快研发进度，并为整个行业带来巨大的推动力。"[1]

然而，临床证据的金标准目前仍然是随机的前瞻性对照试验。为什么会这样？部分原因在于生命科学行业的保守倾向，但必须指出，这是一件保护我们所有人的好事。另一部分原因是，利用以前的临床试验数据创建合成对照组并不是一件容易的事情。大多数试验，甚至可以说几乎所有试验，都有其特有的组合，如访问诊所的频率、实验室测试和成像等。实际上，除了像 GBM AGILE 或 I-SPY 2 这样属于总体方案的试验或研究，几乎每项试验都有自己的独特性。试验通常是为了测试特定药物而设计的，这意味着每项试验的数据集都是基于其特定的设计。因此，这不仅仅是从研究中取得数据、汇集数据并再次使用的问题，还需要确保数据是高质量的、标准化的和一致性的。目前，各试验之间的一致性

---

[1] Julian Jenkins, interview for *The Patient Equation*, interview by Glen de Vries and Jeremy Blachman, March 24, 2017.

并不总是能得到保证。

　　即使数据标准化了，艰难的工作仍然没有结束。尽管我们试图消除临床试验中的偏倚，但仍可能存在固有问题。以年龄为例，一项临床试验可能会纳入标准，即患者必须在 18 岁以上、65 岁以下，当然这是非常合理的。有了标准化的数据集以后，找到符合这些标准的患者就很容易了。但是合成对照组中的年龄分布是怎样的呢？如果年龄分布是以 42 岁为中心的正态分布，那么我们是否应该沿用呢？也许合成对照组年轻人偏多，而预期纳入实验性治疗的患者年龄分布偏年长，这会有问题吗？这是否会使得在合成对照研究中进行分析变得更加困难？

　　在这种情况下，我们并不知道答案，因此必须尽一切可能使患者的特征（至少是我们知道的所有特征）与预期登记的患者尽可能一致。我们希望合成对照组的特征能尽可能地类似于研究中预期登记的患者的特征。

　　这还不是全部。先前研究的结果，需要以与正在进行的新研究相匹配的方式呈现。先前试验中收集的原始数据需要重新进行整理，结果也需要重新进行计算。而在开始所有这些数据标准化和数据清理的工作之前，还需要找到之前那些研究的所有原始数据。这些数据可能深藏在数十家制药公司服务器的文件夹中。这些数据可能没有被很好地编目或索引，因此很难收集。

合成对照模型

　　成功地重复使用临床试验数据需要付出巨大努力，这也是自波科克在 1976 年发表他的文章以来，"合成对照" 的概念没有被推广应用的原因。

而这也正是 Medidata 公司开始介入的原因。第 2 章提到的埃拉肖夫夫妇和他们在 FDA 的前同事鲁珊娜·戴维（Ruthanna Davi）在 Medidata 公司重聚，开始探讨合成对照的概念，他们拥有前人没有的优势：一个在过去 10 多年中进行过临床试验、具有一致的数据定义的平台，所有数据都存储在云端，且研究也在云端进行。并且，Medidata 公司是一个位于中心地带的组织，能询问超过 1 000 家生命科学公司是否愿意为了更大的利益共享对照数据。更不用说，我们还有一个可持续的商业模型。在这个模型中，标准化数据的成本和管理合成对照的复杂性，对其大规模应用来说并不是一个障碍，而是一种激励。

在得到患者和相关公司许可的前提下，志愿者群体中的每一名患者都会受到平等对待，并作为一个巨大的临床试验数据集的成员。针对任何给定的指标，我们会选择相关的患者，并排除那些接受实验性治疗的患者。我们会使用一种匹配算法，将每一名患者视为一个数据矩阵，以确保不同变量中存在的偏差类型不会影响后续分析。最终，一个合成对照组会从一个有效覆盖整个生命科学行业的数据集中产生。

当然，这并不是一个简单的过程。尽管数据分析的速度很快，但它需要充分的准备并进行技术测试，有时需要几个月，甚至几年。然而，与我们一同参与此项目的一些生命科学公司，已经为使用这些数据集做好了准备。这些数据集不仅可以用于项目规划，还可以作为衡量试验结果的基准数据。很快，合成对照将被作为统计数据包中的一部分，用于新药审批而被提交给监管机构。

能重新利用关于患者的数据来创造更多证据，其内在所含的令人惊叹且能改变现状的价值，可能会给那些希望为患者创造治疗价值的人以及等待接受治疗的患者，带来更多的惊喜。对制药公司或生物技术公司的高管来说，即使合成对照不是他们提交给监管机构的数据的一部分，也不是用来向付款方或患者证明新疗法价值的内容，但知道对照数据与其他研究中的对照数据相似，这本身就是非常有价值的。

另外，我们需要在临床试验中消除偏倚。一种药物在研究中看似安全且有效，但在研究中一旦出现了偏倚，可能会导致该药物被寄予过高的期望进入市场。无论这些偏倚是来自选择患者的标准、选择研究人员的地理位置，还是来自与研究人员或研究机构相关的其他因素，它们都可能不是影响研究输入的因素，而是影响与生存或生活质量相关的输出，而这可能会带来巨大的风险。将对照组与合成对照组进行比较，并发现随机对照试验中的标准治疗组或安慰剂组与你的结果匹配，这意味着你更有信心抵御上述风险。

但这只是起点。正如前文已经讨论过的，如果能更快、更高效地产生高质量证据的价值，那么合成对照组就可能被用来替代（或至少作为补充）预先招募的对照被试，此后生命科学行业很可能将广泛接受这一想法。现在偶尔在科学会议上被提及的观点，未来可能会成为药物从实验室理论转化为公众可用的治疗方法的新标准。

这是有先例的。事实上，合成对照还有多种类型，到目前为止，我们所讨论的类型主要是指数据来源于严格的科学和监管环境下的试验，虽然这些数据可能来自与正在进行的试验不同的其他试验。这种类型应当成为未来的金标准。此外，除了临床开发的数据，还有来自医疗保健领域的数据。如果我们能对这些数据进行可视化、标准化、基准化，并与临床试验数据进行比对，那么同样的价值体现应当是可能的。使用这些信息来设计研究、评估治疗方法的价值、减少可能在前瞻性对照中出现的偏倚，并最终作为试验所需对照的补充或替代，都是以上这一进程中的关键环节。例如，像 Flatiron Health 这样的公司，正在利用真实世界数据推进癌症研究，它们每天都在实践中验证这种方法的科学性和商业模型的可行性。[①]

让每次试验都成为适应性试验

除了关于合成对照这个概念，还有更为激动人心的发展趋势。如果你思考一下如上所述的创建合成对照的过程，就会发现，关键的一步就是排除之前接受过实验性治疗的被试。这是有道理的，因为我们想要将一种新药与市场上的标准治疗进行比较。但是，在一项试验中，如果新药的疗效优于现有的标准治疗，那么它应该可以成为新的标准治疗，或至少是一个可能的备选方案。因此，临床试验数据和合成对照之间可以形成一个良性循环。如果被测试的治疗方法成为新的标准，那么旧的实验队列就会成为新的对照。我们最终会获得一个自我持续更新的数据资产，它既能惠及患者，也能惠及生命科学行业。

现在细想一下贝叶斯适应性试验设计及其优势，在这种试验中，我们不仅要测试某种特定药物是否适合广义上的患者群体，还要创造一个学习框架。在这个框架中，生物标志物不断得到利用，以便将最佳疗法与每位参与的患者相匹配。细想一下，实施这样的过程以及创建一个管理整个治疗过程运行的主协议，将会是多么复杂。

贝叶斯适应性环境与使用合成对照创建的环境有什么不同呢？在我看来，它们一点也不相同。通过将这些概念结合在一起，生命科学行业可以创造一个合作研究环境，该环境不仅涉及对照的重复使用，还允许持续不

---

① "About Us," Flatiron Health, 2019.

断地学习，以便将每种可用药物（市场上的和实验性的）与每位参与的患者进行精准匹配。这种操作几乎完美。除了存在不切实际且不道德的缺点外——对患者和治疗方法的测试，就像在实验室中测试温度和大气压强一样，它几乎是完美的。

我与 Medidata 公司的同事、合作伙伴都希望这样的未来成为实现，最终创建一个超大型的良性循环，如图 11-2 所示。

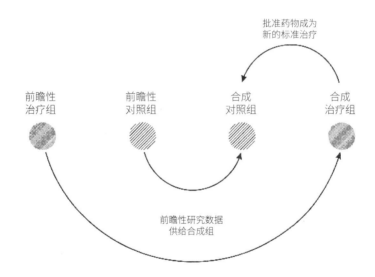

图 11-2 合成对照、标准治疗和新药获批的良性循环

曾参与过当前标准治疗的临床试验的患者将成为一个不断更新的对照组。标准化的数据不仅涵盖少数几种新药，而且涉及数十种甚至数百种可能的新药或治疗方法的组合。我们可以用目前为合成对照制定的数据清理、标准化和基准技术来比较这些标准化的数据。

与其在一个竞争激烈的环境中，让研究人员或患者本人参与不同的临床试验，不如整个医疗行业联合起来，共同创造一个良性的规则，那就是采用贝叶斯适应性方法，根据整个医疗行业的知识，为每一位可能受益于实验性治疗的患者选择最适合他们的治疗方案。

生命科学行业的商业模式主要依赖于药物和医疗器械所产生的价值。进行更高效的临床试验以节省成本，以及更快地将药物推向市场以获得收入，对公司和患者都极为重要。但在真正的协作环境中，我们会根据实际的情况，优先为患者随机分配最佳的已知治疗方法，无论是哪种类型的疗法。这为研究项目中的每位患者创造了前所未有的大量证据。

在医疗领域，一个重要的信念是某人是否愿意接受他人对自己的治疗建议，就像法杰根鲍姆博士所做的那样。在协作环境中，志愿者的生物标志物得到测量，相应地，与他们相似的患者在不同治疗方法中的历史经验就可以被获取，他们就有更大机会接受实验性治疗，而不用考虑是哪家公司正在进行试验。这会促使一个对每种正在测试的药物都采取公平的适应性方法的环境形成。在这种环境中，我甚至也想成为一名患者。

当数据成为共享资产

不久前，我应邀在美国心脏协会举办的一次关于卒中的会议上，发表了关于未来医学研究的想法。不过，由于当时我在心脏病学方面的学术知识仅限于解读心电图，所以我认为，关于心脏病学研究在未来可能发生什么改变或如何做出改变，我完全没有资格提出任何意见。

但是，随后我向他们分享了我对肿瘤学家说过的话："如果你想在肿瘤学方面构建一个用于早期诊断的数学模型，意在探寻可作为确诊患者患有癌症的早期指标的生物标志物，而你只关注肿瘤学研究，那么问题就会变得更加复杂，你甚至可能永远无法解决这个问题。"

在肿瘤学数据集中，所有的患者都已被确诊为患有癌症。然而，大部分研究项目，无论是学术性的还是得到产业资助的，在前期招募患者时都会记录患者的病史、生命体征、标准血液检测情况、正在服用的处方药与非处方药的清单，以及一系列不良反应，既包括像心搏骤停这样的重大事件，也包括像头痛这种相对症状较轻但同样重要的情况。

假设我们关注的是一项心脏病学研究，而非肿瘤学研究。这项研究可能涉及数千乃至数万名患者，我们应该能根据患者的不良反应、服用的药物、在研究中途退出的原因或死亡来判断哪些患者出现了其他疾病的迹象，如癌症。在得出诊断或患者死亡之前，我们获得的医疗数据比从任何整合的医疗系统、个人健康记录，或各国政府、学术机构和公司试图建立的综合数据集中所能得到的数据都要丰富得多，且策划得更精心。当然，这并不意味着研究以外的数据集不重要，它们同样具有很大的价值。

从研究项目收集的数据中寻找意想不到的证据，是本书所介绍的策略的最终体现。让心脏病学研究数据成为肿瘤学研究的宝贵共享资产，或者反过来，运用肿瘤学研究、糖尿病研究或其他研究的数据来建立心力衰竭或卒中的模型，这将进一步开启和推动精准医疗研究的良性循环。当患者被密切监控时，如果他们恰巧被诊断出患有新的疾病，那我们就可以从他们的病历中寻找线索，而这些线索可以大大地丰富患者方程式。

在一个数据丰富的世界中，适应性试验设计有巨大的潜力，因此我们需要用更好的方法快速且准确地检验假设。当然，我们不仅需要重新思考临床试验流程的前端方法，还需要重新定义我们与患者的关系，以便将正确的治疗方法推向公众，并真正产生影响。

在下一章中，我将把注意力转向数据革命中面向患者的部分：疾病管理平台和围绕药物的应用程序，它们可以激励和改变患者行为、衡量结果，并通过智能手机和可穿戴设备将患者与治疗相匹配。虽然并不是每个患者在患病过程中都会参与某项临床试验，但他们都有机会受到应用程序和其他交互式程序的影响。这些程序会揭示试验结果，并促使他们更加关心自己的健康，为自己的未来采取正确的行动。

The Patient
Equation

第 **12** 章

是数字伪药，
还是无所不能的数字疗法

建立
有效的数字产品
是困难的

BUILDING AN
EFFECTIVE DIGITAL PRODUCT
IS HARD

—

　　如今，各种各样的应用程序层出不穷。例如，OneDrop 就是一款有明确任务和临床效果且经过验证的应用程序。而与其相比，市场上还有几十种功能模糊、价值可疑的应用程序，如卡路里计数器、健身追踪器、情绪检测器，以及被列为"最佳"健康应用程序的 Waterlogged，它的功能是全天提醒你喝水。① 这并不是说多喝水对人们来说不是个好建议，也不是说它不能引导并确保我们多喝水，而是说当这样的应用程序被推销给数十亿拥有智能手机的人时，尽管它的订阅价格仅仅只是几十元，也会产生足够的经济吸引力，促使更多商家推出各种"数字伪药"。

　　葛文德医生曾批评可穿戴设备并没有"以真正关键的方式融入医学实践……证明它们极大地改善了人们的健康状况"，同样的批评也适用于大多数应用程序。② 这些应用程序就像是孤立的"补丁"，声称能诊断或治

① Jignesh Padhiyar, "Best Health Apps for IPhone in 2019 You Shouldn't Miss Out," Igeeksblog.com, January 17, 2019.
② Mercatus Center, "Atul Gawande on Priorities, Big and Small (Ep. 26)," Medium (*Conversations with Tyler*, July 19, 2017).

疗某种疾病，但它们未必都经受过临床验证，未必都是更大健康平台的一部分，也未必能被完美地整合到患者的生活中，从而确保他们持续使用，产生可操作信息，并最终产生实质性的改变。从应用程序到围绕我们、与我们连接、嵌入我们体内的各种传感器，所有这些数字基础设施难道注定会成为无用的时尚产品吗？我并不这么认为，但我也承认以上这些批评是正确的且说到了点上，而这是朝着使数字生态系统成为医疗保健有效组成部分迈出的关键一步，也是作为我们个人管理自己健康状况的价值杠杆。

丹尼斯曾表示，应用程序面临的最大挑战之一是用户的留存率，即让用户坚持登录和输入数据，无论数据类型是什么。我还没有尝试过上文提到的 Waterlogged，但当我决定使用 Apple HealthKit 来追踪我的咖啡摄入量时，我发现自己确实做不到持续使用它。即使我对量化自己的另一项与咖啡摄入量相关的指标有强烈的好奇心，但每当我享受一杯浓缩咖啡时，我仍然难以坚持点击手机主屏上的按钮并输入数据，实际上我只坚持了几天。

接下来，我将主要探讨如何克服以上这些问题。我们如何使应用程序保持相关性，并确保消除用户手动管理设备和输入数据的需求？前文已经谈到了如果数据背后没有正确的算法将其转换成与临床相关的信息，也就是转化为与生物特征紧密相关并能影响我们的信息，那么这些数据本身是没有实际意义的。但如何设计应用程序、可穿戴设备以及相关的更大平台，才能使它们最终真正发挥作用呢？

移动应用程序的前景

在近期美国临床肿瘤学会的一次会议上，人们研究讨论了一款针对肺癌患者使用的应用程序 MoovCare，发现它将患者的整体存活时间比平均值延长了 7 个月。根据《激进制药》（*FiercePharma*）的报道，MoovCare 收集了一套数据，能在后台通过人工智能算法检测到患者的异常情况时提醒医生。① 随后，医生可以与患者联系，更早地处理问题，最终让患者活得更久。

另一项研究调查了移动应用程序能否提高患者的药物依从性，结果显示，一款增强版的抗逆转录病毒疗法的用药提醒应用程序，能够减少患者的服药错误，提高患者的药物依从性，且能降低患者体内的病毒载量。② Groove Health 公司将移动应用程序的数据与现有医疗数据相结合，以更好地了解患者并提高其药物依从性。③ 公司创始人兼首席执行官安德鲁·胡拉尼（Andrew Hourani）告诉移动健康新闻网站："由于药物依从性的机制很复杂，因此我们提供的解决方案必须比简单的药物提醒更有创新性。"该应用程序试图识别每个患者用药不依从的原因，并通过鼓励，提供药物信息、给药剂量参考或附近药店指示等对患者进行适当的干预。强生制药 ④ 也发布了帮助患者提高药物依从性的工具，如药物的智能泡罩包装、电子药物标签等。⑤

不过，这些例子只是从表面上开始探索数字健康管理平台所能做的

① Beth Snyder Bulik, "Payers Say They'll Cover Pharma's beyond-the-Pill Offerings. They Just Want Proof First," *FiercePharma*, August 24, 2016.

② Jing Zhao, Becky Freeman, and Mu Li, "Can Mobile Phone Apps Influence People's Health Behavior Change? An Evidence Review," *Journal of Medical Internet Research* 18, no. 11 (November 2, 2016):e287.

③ Jeff Lagasse, "Groove Health Gets $1.6M for Analytics Platform Focused on Medication Adherence," MobiHealthNews, August 8, 2017.

④ "Maxwell: AI-Powered Patient Engagement," Groove Health, 2019.

⑤ Stephanie Baum, "Janssen Develops Mobile Clinical Trials Platform to Reduce Drug Development Costs, Improve Adherence," *MedCity News*, October 14, 2017。

事情。除了提醒医生关于可疑的数据异常或提醒患者服药，我们还可以扩大思维，将其真正融入数字解决方案——数字疗法。BlueStar 是一款为患者提供实时指导的应用程序，它会提醒患者何时测血糖，并收集关于患者的饮食、活动、用药剂量、症状、实验室结果等信息，同时将这些信息发送给医生。[1] 经临床验证，BlueStar 可以将患者的血红蛋白 A1c 值降低 1.7% ~ 2.0%，[2] 而它只是众多应用程序中的一款。皮尔治疗公司（Pear Therapeutics）已与诺华制药的一个部门合作，开发了一款名为 reSET 的应用程序，该应用程序可以为药物滥用障碍患者提供认知行为疗法。[3] 普罗斯数字健康公司（Proteus Digital Health）已经开发了一种可摄入传感器，它可以被嵌入口服药物中，并记录患者是否服药以及何时服药。[4]

诺华制药对数字疗法强大前景的认知是值得赞赏的，而普罗斯数字健康公司已经开发出了一个实质性平台，它可以客观、定量地使用传感器和数字技术监测并增强患者的药物依从性。不过，制药公司和数字疗法开发者是分开运作的，他们各自是作为独立公司创造价值的，并未作为合作伙伴而共同努力。制药公司被排除在大多数患者平台之外，这是不应该的。

如果我们认为数字化干预的最终验证标准是用户生物特征的变化，也就是行为、认知或生理变化，那么药物、设备和数字疗法之间就不应有障碍。当然不得不承认，数字疗法对于医疗服务提供者来说是一种较新的工具。但我们在决定是否以及何时使用数字疗法时，不应该把它与分子疗法

① "A New Sort of Health App Can Do the Job of Drugs," *The Economist*, February 2018.

② "Scaling Impactful Digital Heath," Welldoc, Inc., July 8, 2019.

③ Simon Makin, "The Emerging World of Digital Therapeutics," *Nature* 573, no. 7775 (September 25, 2019): S106–S109.

④ 同上。

区别开来，我们应当使用相同的规则并通过相同标准来衡量治疗的效果。

　　将所有这些替代方法简单地视为医疗工具，是一种很重要的思维方式。一家生命科学公司是否成功，可以通过一个简单的理念来定义：他们为医疗服务提供者提供的工具是否比现有工具更好。就这么简单！如果一家制药公司生产的药物比目前市场上的药物更有效或更安全，当然理想情况下是二者兼备，那么它就会成功——这种药物比现行治疗标准能为患者提供更多的价值，医疗服务提供者愿意开出处方，付款方会看到为其报销的价值，而制药公司的收入将覆盖研发成本，允许公司投资新的治疗方法，并为股东带来回报。

　　当创造了更好的工具以后，每个人都会受益。如果同一种理论性药物不能更好地治疗患者，那么就没有人想要把它当作治疗工具。而这将为其他生命科学公司腾出空间，让它们尝试改进现有的工具集。

　　一旦我们将所有的事物抽象化成工具，如分子、医疗设备、可穿戴设备和应用程序，那么竞争的格局就会变得清晰起来。制药公司可能会看到，数字疗法可能会夺走它们的市场份额。但是，如果你观察像普罗斯数字健康公司这类公司，它们与日本的大冢制药株式会社合作，在数字和设备平台上提供药物，或观察药物洗脱支架（用于保持动脉畅通，同时向附近组织释放药物，已有近 20 年临床使用的历史）的使用，你就会发现，最巧妙且最有价值的工具并不是来自某一种治疗方式，而是来自多种治疗方式的组合。

　　制药公司和生物技术行业都有充分的动机，去寻找方法来追踪那些实际服用药物的患者，确保他们以最佳方式服用药物，并根据患者的参与度和行为改变来创造最大可能的生物效应。如果你是一家制药公司的高管，你应该想知道患者是否真的在服用医生给他们开的药物，并希望患者将服用的药物调整到正确的剂量，而且也希望他们能以提高你的治疗方法有效性和安全性的方式进行锻炼、饮食和行动。如果患者不这样做的话，虽然并不意味着你的药物本身没有极大的价值，但你会面临如下风险：你的竞争对手可能会结合数字技术，创造出比你的药物更好的工具。

此外，你可能也希望尽快使用这些技术，以便让那些对药物没有反应的患者停止用药。无论是与报销模式相关（详见第 14 章），还是仅仅为了展示药物对患者有效并为他们提供最佳治疗，你都需要及时衡量治疗是否有效。而如果它们有效，你应该适当地鼓励患者使用。如果研发的药物无效，则会产生巨大的成本，无论是基于价值的医疗方案，还是营销或口碑效应。如果没有对患者有帮助的药物，对任何人来说都是不好的。

例如，制药公司面临的最大问题之一是患者没有坚持进行整个疗程的药物治疗，这会影响治疗结果。如果应用程序可以帮助解决这个问题，其价值无疑是巨大的。一些有价值的信息需要发掘。患者是否因为不良反应而停药？还是因为给药时间表不合理？抑或是因为症状已经缓解，所以他们没有坚持完成整个疗程？这些问题的答案无疑可以推进未来的医疗发展。

从一开始就走数字化之路

有些生命科学公司已经开始利用数字技术来增强其产品的可测量生物效应，我认为它们可能会走入一个巨大的误区，即在传统药物研发的最后阶段才考虑这些数字技术手段。

比如药物依从性这个相对简单的问题，尽管目前还没有简单的解决方案，但像普罗斯数字健康公司研发的可摄入传感器已被用于测量患者是否吞咽药片，这的确可以作为未来解决方案的一部分，但它并不是唯一的选择。我们也可以考虑使用其他参与型应用程序或可穿戴设备来测量，如有些设备可以提醒患者服药，或通知医疗服务提供者患者未按时服药。不妨想象一下，当一家有前瞻思维的制药公司的药物被 FDA 批准后，该公司开始考虑建立一个数字参与和药物依从性测量平台，如图 12-1 所示。

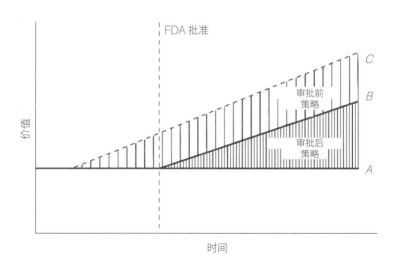

图 12-1 监管审批前后的参与策略与其对应的价值对比

药物本身具有一些固有的价值，由图中的水平线 A 表示。通过前文讨论过的各种精确靶向定位方式，研发过程明显可以增加其价值，但对于该例子，我们假设这种价值保持不变。我们还假设该公司能成功地吸引患者，提高他们的药物依从性，并以有意义的方式改变他们的行为，以更好地治疗疾病。不过，我们很快就会对这个假设提出质疑。

当这家公司开发并交付这种药物的"数字伴侣"时，它会增加该药物的治疗价值，见图中的线 B。我们从 One Drop 的例子中可以看出，越来越多的数据可以提高用户的参与度，因此，参与策略的不断完善可以为患者创造额外的价值。

但是，如果这家公司在药物研发过程中就开始制定参与策略，而不是等到药物上市时（图中线 C）才制定，那么我们可以看到随着时间的推移，这会生产更大的价值（线 A 与线 C 之间的总面积）。患者作为个体获得了更多的益处，而且受益的人数也更多。

而对于总的患者价值，即药物及其参与平台产生的所有积极生物效应的总和，如果公司提前采纳了这种参与策略，那么在药物获批后总的患者价值将超过没有采纳这种参与策略的总的患者价值。这对监管机构来说可能很重要，也可能不重要：假如对于某种特定的疾病，市场上没有其他竞品药物，那提前使用这种参与策略就不重要；但是，如果存在竞品药物，那么任何被证明可以提高药物安全性、有效性或增加患者价值的方法都很重要。这些额外的价值可能成为两种药物之间决定性的差异。

此外，药物的定价将与监管批准同时进行或至少紧随其后，因为在欧洲的某些地区，药物的审批可能会晚一年。通常，证据所展示的药物的益处越多，就越容易为其定高价提供合理的解释。

当然，正如前文讨论的"数字伪药"一样，并不是每一款应用程序、每一种参与策略、每一种药物，都能产生积极的效果。如果一家公司想要采取严格且科学的方法来确保其参与策略的成功，那么在药物研发这一严格且科学的过程中进行测试会是最佳时机。

在药物研发阶段，患者会接受比在药物上市后更为频繁的监测，这为控制变量提供了机会，调整参与策略就像调整刻度盘以便找到正确的分子剂量一样。

当数字策略不仅仅是附加组件，不仅仅是进入市场的战略，而是研发过程中不可或缺的部分时，它们才最有价值。几乎每家制药公司都应该考虑的一点是，为正在研发的药物提供数字伴侣。

药物数字伴侣的研发甚至可以应用到更加定制化的药物标签上。如同某些生化或遗传生物标志物可能会影响药物的疗效或安全性一样，在数字伴侣的研发过程中，也可能发现患者出现了由药物标签的某些方面激发的认知或行为反应，这些反应可以被明确地监测出来，也可能是数字伴侣研发的副产物。

技术传播的困境

对于提出"从一开始就采用数字化"这个观点，有些人可能会觉得这是轻而易举的事情，每家药企也都理所应当意识到这一点。但事实上，他们之所以还没这么做是有原因的：建立有效的数字产品是困难的。对于开发像推特和 Meta 这类不可否认具有黏性的技术应用来说，成千上万的社交媒体公司在此过程中破产，因为它们无法吸引足够的人数来建立可行的商业模式。天真地认为创建这样的应用程序很简单是错误的。归根结底，这与评估上百种化合物后，试图找到一种真正有效的药物没有太大的区别。

斯坦·卡奇诺夫斯基（Stan Kachnowski）是哥伦比亚大学商学院的教

授，同时也是医疗创新和技术实验室的主席，他每天都能看到实际操作中的数据表现以及将新技术引入市场所需的努力。他认为最大的挑战之一是技术的传播，也就是某个特定的平台能否进入大众群体，成为患者日常生活中值得信赖的一部分，并真正产生变革性影响。[①]

一方面，卡奇诺夫斯基看到了很多工具迅速进入医疗领域，改变了生命科学公司、医生和患者的工作方式。但另一方面，他也看到了很多错误，以及很多关于技术传播的错误假设。卡奇诺夫斯基坚持认为，传播比销售、盈利、媒体报道甚至实际效果更重要。应用程序在患者群体中的传播速度，或临床试验赞助商、研究人员和被试对数字系统的传播速度，比10多年前预期的要慢得多，而且传播起来更加困难。

卡奇诺夫斯基说："预测技术传播情况是困难的。在医疗创新和技术实验室，我们曾试图通过早期测试尝试这样做，但当事情处于风口浪尖时，我们很难弄清楚它会朝哪个方向偏移。"他看到了在线咨询和医生写付费邮件之类的事情出现，但这类事情并没有像他预测的那样受到关注。"我原以为这类技术肯定会被广泛采用……但事实上并没有。我很多时候都猜错了。"

卡奇诺夫斯基目睹了哈佛大学试图整合付款方和提供者这类项目的失败，这类项目需要很多大的利益相关者的支持才能真正实施。他还没有看到哪一款健康应用程序在人群中的普及率能超过 10%，也没有看到哪一款医疗保健应用程序在一年的时间里能积累 3% ~ 4% 以上的活跃用户，尽管这些应用程序耗资数千万美元，但收效甚微。

---

① Stan Kachnowski, interview for *The Patient Equation*, interview by Glen de Vries and Jeremy Blachman, February 10, 2017.

制药公司有非常强大的动机推动人们使用应用程序，这涉及前文讨论过的用户参与度、数据追踪和特定用户群体划分，同时，他们也有资金开发和推广任何他们认为有价值的项目。但卡奇诺夫斯基并没有看到这种情况成为现实；相反，他看到法规成了障碍——制药公司由于法律限制不能访问绝大部分数据。他们不能收集涉及隐私的患者数据，也就是说，他们现在不能收集任何有助于完善患者依从性模型的数据。虽然我对此持比较乐观的态度，认为总有办法在遵循法规的同时能从数据中获得有价值的信息，但不可否认，卡奇诺夫斯基是正确的，即大型制药公司在这些项目上所能做的相对有限。

在卡奇诺夫斯基看来，只有付款方才能领导这场数字革命。然而，付款方同样也对这些应用程序的低使用率感到困惑。他参与了 CardioNet 的开发，其所在公司可提供动态心电图监测器来检测和治疗心律失常。他相信 CardioNet 已经挽救了大量的生命，但患者永远不会为此自掏腰包，因此 CardioNet 必须通过付款方才能上市。这已经对行业产生了冲击，医院损失了大量收入，过去患者需要住院一周来进行监测，现在他们只需带着 CardioNet 设备回家就能进行检测，只有当付款方坚持认为这将成为新的医疗标准时，它才能在市场上获得广泛关注。

在睡眠设备的推广上，卡奇诺夫斯基看到了同样的情况。在美国，"家庭睡眠套件"很难直接销售给患者，但现在有相当一部分付款方需要患者先进行家庭睡眠测试，然后才会报销他们的个人入住睡眠中心的费用。因此，被直接送往睡眠中心的患者数量急剧下降。卡奇诺夫斯基表示，哥伦比亚大学睡眠医学中心的睡眠区曾经占地 465 平方米，现在只剩 46 平方米，而且其业务正在慢慢失去投资的价值。

从制药行业角度看，卡奇诺夫斯基认为大量资金被投到了错误的技术上。没有多少人会登录独立的应用程序并持续使用它们。技术的价值必须是显而易见的，尤其是当许多患者不想面对他们患有某种疾病的事实，也不想更多地关注他们的健康时，这就是一个巨大的挑战。他估计在过去的 10 年中，非药物研发，也就是应用程序方面的研发，已经损失了 150 亿～ 200 亿美元，且耗费了大量的精力，却没有获得任何回报，因为患者根本不会持续使用它们以产生有用的数据。在可穿戴设备领域，也有很多消费者不想佩戴这些设备，因为他们不喜欢它们的外观，不理解它们的价值，认为它们不合身且常会带来社会偏见。对此卡奇诺夫斯基曾感叹："一位手腕纤细的 85 岁老太太，可能还不太了解活动追踪手环的价值，又怎么会戴着它呢？"

卡奇诺夫斯基给出了两种挽救因素：第一种，我们有越来越多能被动收集数据的设备，这些设备不需要人们登录、输入数据，或做任何可能阻碍传播的事情；第二种，当应用程序或可穿戴设备在临床试验中被使用时，其依从率几乎达到 100%，这成了一个解决当前问题的途径。卡奇诺夫斯基说："当医生告诉被试'你必须佩戴这个，这对研究至关重要'时，被试会遵医嘱。他们会全天候佩戴它，因为医生是他们唯一信任的人。"

卡奇诺夫斯基相信，未来会有更多的公司致力于解决这个问题，让数字疗法更上一个台阶。成功开发数字参与策略和数字辅助治疗手段的经济动机，是不可否认的。对生命科学公司来说，这是一个极好的机会，即使经历了多次失败，他们仍然希望继续努力解决这个问题。

不妨设想一下未来的竞争格局——制药公司并没有转型为数字疗法公司，而是将数字技术融入他们所研发的分子产品中。我对此持乐观态度。有赢家，也会有输家，但进步是肯定的。

我们得到的结论

读完这一章，我希望你能意识到，未来的生命科学行业不仅仅是关于药物和物理设备的，它还关乎数字诊断、配套应用程序，以及用来管理疾病和药物使用的平台，而不是仅仅依赖一些不能产生基于生物学和可测量结果的简单应用程序。尽管这些数字解决方案的开发成本高昂，且迄今为止还很难取得成功，但是生命科学行业中的每个人都需要思考这个问题。正如《医疗城市新闻》（ *MedCityNews* ）中所写："诊断一直是个难题。尽管它对实现精准医疗是必要的，但实际上没有人真的愿意为它买单。"[①]

诊断技术的进步是将我们从数据革命的边缘引领至完全成熟的患者方程式的关键。它们将告诉我们，谁能从正在研发的极具价值的药物中获得最大利益。最终，应用程序和诊断技术会成为治疗患者的标准工作流程的一部分。我们需要一种内在的判断机制来告诉我们，特定的患者应该使用药物 A 还是药物 B，然后追踪他们的反应：如果药效不佳，我们可以尽快为他们更换有效的药物，而不用再等到他们出现特定症状后才开具处方。如果一个围绕药物的平台从一开始就纳入这一思路——从一开始就对患者进行分类，确保只有合适的患者接受特定的疗法，那么这样的平台是极具价值的。

我们需要考虑建立合适的平台来管理药物剂量，无论这个平台是用来管理抗生素、输液疗法，还是管理其他所有药物。我们可以预测特定患者的血药浓度随时间的变化曲线，就像 OneDrop 应用程序那样，为患者提供下一次用药提醒。

[①] Josh Baxt, "To Elevate Diagnostics, the Unloved Stepchild of Precision Medicine, Educate, Educate and Educate," *MedCity News*, August 29, 2017.

　　最后，我们需要确保制定合理的法规。这不仅要解决卡奇诺夫斯基提出的制药公司需要获得数据收集的许可问题，进行必要的投资并深入这一领域，还要确保患者免受应用程序的伤害，因为有些应用程序实际上并不能实现其声称的或期望实现的功能。我们对摄入或植入体内的东西有相关规定，但当谈论某种数字设备，尤其是智能手机应用程序时，我们不会以同样的方式考虑这些规定。但是，如果一台心电监护仪连接到一款提供心脏药物建议的应用程序，或者一个系统会告诉患者应该在什么时候服用多少药物时，那么它们必须准确，否则就很危险。我们需要对纪律进行研究，将投入与产出连接起来。我们不能允许一个应用程序告诉我们，如果我们再吃一个汉堡，就会心脏病发作，除非我们能以某种方式验证这种预测是否准确。

　　对我来说，最终的目标是非常明确的，尽管这显然还需要至少一代人的努力才能达到。将来有一天，包括应用程序、可穿戴传感器、可摄入设备和可植入设备在内的系统都将协同工作，使健康、生活方式和行为相互作用，创造出惊人的协同效应。我们会为患者开具游戏处方，以确定他们是否需要某种特定的药物以及何时需要、需要多少。或者，患者在游戏中的表现会改变与他们匹配的药物，他们体内的传感器会将数据发送到云端，以更好地帮助他们在下次玩游戏时进行调整。患者可能会在家里"打印"药丸，这些药丸会根据患者的大便样本、活动水平以及从其体内被动收集的所有测量数据，为患者提供当天所需的正确药量。又或者，患者根本不需要"打印"药丸，药丸会被全部混入饼干中，通过外卖快递上门，作为患者晚餐的一部分。当患者打开包裹以后，会有传感器来测量他们的握力，而这将作为他们第二天所需饼干的另一个参考输入。

　　显然，如果未来真的能实现这一点，那么合作将是至关重要的。我们必须正确调整激励机制，并建立新的付款模式，且系统中的每一个部分都必须进行重新构建，以便我们能充分地发挥数据的潜力。这就是本书最后一部分要探讨的内容：如何从每个人创建并部署自己的患者方程式，转向一个由患者方程式有效驱动的世界，为所有患者提供优化健康所需要的一切，同时为我们提供商业激励，让我们继续朝着正确的方向前进，共同努力，改善生活。在下一章中，我们先来讨论合作，之后再讨论付款模式和激励机制，再讨论新冠病毒感染疫情，最后结束患者方程式驱动的精准医疗未来图景的全部内容。

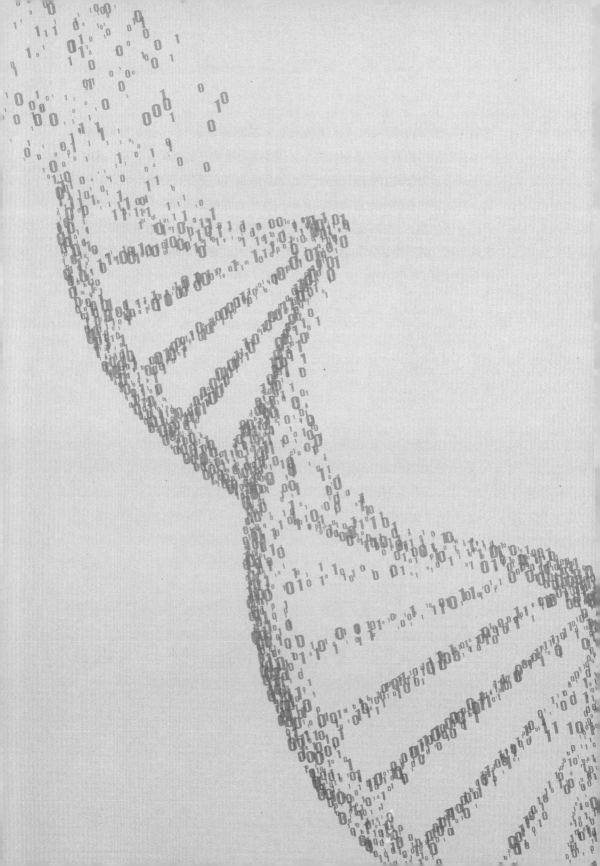

The Patient Equation

第四部分

未来世界的
医疗图景

The Patient
Equation

第 13 章

医疗各行业协作，
患者才有更好的未来

变革
不会发生在
孤岛上

CHANGE
DOES NOT HAPPEN
IN A SILO

——

THE PATIENT EQUATION

俗话说，独木难支。

要想让全球受益于医疗技术的进步，各医疗保健公司就不能自顾自地做事。数据需要被整合，以发挥其全部潜能，这意味着各个领域的参与者必须携手合作，共同努力。为患者寻找、开发、测试并在市场上推广合适的治疗方法需要协同努力。各公司必须共享数据、相互交流与合作，这样才能繁荣发展。

以滴眼液的研发者为例，过去，公司只需要关注滴眼液即可，至少在某种程度上是这样。而现在，公司需要与眼科医生、内分泌科医生共享数据，同时还需要与糖尿病药物制造商和行业内的其他参与者共享数据。当然，这说起来容易做起来难。前文曾讨论过"好数据"与"坏数据"，拥有好数据的一个前提是，它首先是以一种能共享的形式存在的。显然，数据标准化对于合作来说至关重要，因为如果我们的信息无法互相连接，我们就无法联合起来。但仅做到数据标准化还不够，我们还要有共享的意愿，而且不仅仅是意愿，还要意识到这是当务之急。合作将使我们在帮助患者的过程中达到更高的境界，并创造推动我们前进的解决方案。

我们需要彼此的数据来丰富疾病模型，以了解我们的产品和解决方案是如何影响全球患者的。同时，这些数据也可以帮助我们更全面地认识患者作为个体的情况，更好地在疾病建模中描绘患者群体，并增进对跨领域研究者工作的理解。

例如，癌症治疗就像"打地鼠"游戏一样，一旦成功阻挡了癌细胞的一条生长路径，那么癌细胞就会寻找另一条生长路径来逃避阻挡。跨领域合作就像药物的组合治疗，意在同时打击癌细胞的所有生长路径。

大冢制药株式会社已退休的首席执行官兼公司董事会主席威廉·卡尔森（William Carson）为我提供过一个有关合作的精彩比喻。想象一下，每家致力于治疗特定癌症的制药公司就像某个房间里的一个人。这个房间只有一扇门。如果每个人都试图同时冲出这扇门，这不仅会浪费很多时间，还会造成拥挤和混乱。但是，如果这些人排队出门，也就是说，如果制药公司共同努力，确定哪种疗法应该排在第一位，哪种疗法应该排在第二位，以此类推，那么每个人都会更快地通过那扇门。最终，我们努力为之服务的患者，将尽可能高效且迅速地接受治疗，并得到治愈。

当然，这不仅仅是有关制药行业的问题。我们都在努力收集整个医疗护理过程中的数据，当我们整合所有数据时，其最大能量才会被释放出来。

从孤岛到更大的生态系统

回首过去，我们不难记起人们注册雅虎地球村（GeoCities）和微软邮箱等电子邮箱的网络服务时代。但谷歌邮箱在推出后不久，就成了王者，因为它与谷歌的整套产品集成在一起，使得数据可以在一整套应用程序中共享。而卓棒公司（Jawbone）的健康追踪器由于没有将其数据整合到苹果和谷歌等巨头中，因此它在 2012 年被估值 15 亿美元之后的第 5 年，2017 年就开始清算资产了。[①] 打个比方，你可以尝试成为一座只种一种作物的小岛，与大陆隔绝。但在科技领域，如果科技产品不能成为更大的生态系统的一部分，不与大型平台参与者整合，那它几乎是不可能生存下来的。

苹果公司围绕其设备，尤其是苹果手机和苹果智能手表，构建了一个巨大的生态系统。通过 ResearchKit（苹果专为医学研究人员打造的一款软件基础架构），研发人员可以创建功能强大的应用程序，并通过苹果商店将它们推广给可能的参与者。他们甚至与大型医疗保健公司达成了协议，如他们首先与健康保险公司安泰公司（Aetna）合作，考虑利用对方的医疗保险客户。[②] 安泰公司和苹果公司共同推出的名为 Attain 的应用程序，会根据安泰公司的记录提供健康建议，包括疫苗接种、药物补充和关于低成本实验室检测选择的信息。这虽然只是朝着数字医疗方向迈出的一小步，但也展示了其潜力。

《经济学人》曾撰文介绍过，苹果、亚马逊、Meta 和谷歌旗下的 Verily

① Wikipedia Contributors, "Jawbone (Company)," Wikipedia, October 1, 2019.
② Jonathan Shieber, "Apple Partners with Aetna to Launch Health App Leveraging Apple Watch Data," *TechCrunch*, January 29, 2019.

均进军医疗保健领域，试图成为连接各方的纽带。[1] 苹果正在探索测量压力和血氧的传感器，并尝试找到使用苹果智能手表测量血糖的方法。Verily 正在开发手术机器人，并于 2017 年启动了"基线计划"（Project Baseline）项目，该项目旨在努力收集全面健康数据，以本书中讨论的方式进行部署。基线计划官网表示："变革不会发生在孤岛上。"[2] "通过基线计划项目，Verily 正在构建一个互联生态系统，让医疗保健、生命科学和技术领域的合作伙伴参与进来。"Meta 使用人工智能监控跟帖，寻找可能患有抑郁症的用户，这样它就有可能对这些用户进行干预。[3] 这些大型技术公司可能会尽其所能地找到进入医疗保健领域的途径，并尽其所能地使自己成为未来的关键部分，无论未来情况如何发展。

在我看来，他们当然应该这样做。我们正在设想的未来，至少我希望作为患者的未来，需要一个能获取数据和传输数据的连接网络，能支持企业和市场基础设施，以及应用程序和数据流。这些数字基础设施巨头可以开发出能续航一年且不需要充电的活动追踪器电池，也可以确保正确的激励措施被巧妙地融入患者的生活，使患者方程式发挥作用。

当患者端对设备基础设施有管理责任时，获取有用的可穿戴设备数据会很困难，如用户需要取下设备或为电池充电。所以可摄入设备和可植入设备才令人兴奋。当然，即使是无须充电的设备也需要连接，也需要一个将所有数据汇集在一起的数字网络。在手机、眼镜、戒指，甚至可能在汽车中，这些公司或至少其中一部分公司将是提供这种连接网络的全球参与者。

---

[1] "Apple and Amazon's Moves in Health Signal a Coming Transformation," *The Economist*, February 3, 2018.

[2] "Project Baseline," Verily Life Sciences, 2017.

[3] "Apple and Amazon's Moves in Health Signal a Coming Transformation."

本书第 11 章讨论了适应性临床试验设计，但其可能性并不仅限于单个组织。不同机构通过与同行合作，可以学到更多的东西，尤其是在医学诊疗越来越精确的情况下。传统的临床试验模型在一定程度上基于这样一个观念：任何医疗中心都会接触到许多不同的患者，足以针对大多数相对常见的疾病进行试验。但在新的模型中，我们不仅仅是为大多数人研发药物，还为非常特定的"子集"研发药物，如高度特定的癌症。

在全国范围内，或者在某个特定的机构内，可能只有一个非常小的患者群体。如果你正在研发一种他汀类药物，孤立的数据可能不会拖慢你的步伐，但随着纳入和排除标准列表变得越来越长，临床试验变得越来越具体，即使是最大、最著名的学术医学中心，也可能每年只能看到几个相关的患者。从任何研究角度来看，这既不划算，也不会节省时间。

在贝里的 I-SPY 2 研究中，各公司展开了合作，以更经济、更快速的方式为该研究增加了找到有效药物的机会。每家独立的生命科学公司都不需要招募对照患者，也不需要为某种药物组织大规模的新试验；相反，它们可以在一个组织下进行合并。从伦理角度看，这样做更好，因为被分配至安慰剂组的患者会更少，患者获得优质治疗的机会也会最大化。即使一个试验点只有一个患者，使用 I-SPY 2 模型也是可行的，尤其是当我们将更多的试验转移到数字领域时，因为成本更低。

正如我们所探索的，今天的适应性试验可以带来更广泛的行业合作，因为这不仅仅是一家医疗中心、一家公司或一个国家的独自奋斗，而是整个行业在沿着数据价值链向上攀爬，继而获得越来越有价值和越来越有可操作性的见解。

数据合作如何改变游戏规则

不只是生命科学领域的项目，生活中的所有项目都受到资金、人员和时间这三大资源的制约。我们在探讨严谨科学时，必须考虑时间和预算。而数据合作可以帮助我们通过集中和专注于某些核心研究需求来提升项目的价值并降低风险。如果各公司无须设计自己的临床试验数据系统，而是使用来自云软件供应商的系统，那么公司的药物就可以更快地获得批准并上市。

这一想法被证明是合理的。这不仅仅归功于 Medidata 公司，也要归功于电子试验行业，该行业吸引了各种各样的参与者，包括初创公司、数据库巨头和从事销售自动化的公司。我们可以使用合成对照组，确认存在有价值的药物反应，并可以使用从分子水平到全球层面的数据集成来查看哪些患者最有可能出现这样的反应，以便找出他们；或者查看哪些患者可能有较高的不良反应风险，以便将他们排除在试验之外。对于最有价值的治疗，从它第一次用于人类到药物获得批准，再到最后一次开出处方，然后被一种"更好的工具"取代，我们可以在整个治疗周期内将其提供给患者。而且，通过本书第 12 章中讨论过的平台，我们可以更轻松、更准确地衡量药物在所有患者生活中的价值。

如果所有的数据都被汇总在一起，那么合成对照的应用将会成为一种自动延续的商业模型，因为今天的新药数据会成为明天的对照数据。正如本书第 11 章所讨论的，如果患者在一项研究的某个分支中接受的是今天的实验性治疗，那么他们可以成为明天实验性治疗的对照患者，其所接受的治疗将作为新的治疗标准。这适用于所有的制药公司。如果 A 公司正在测试一种针对特定疾病的新药，那么一旦该药物被批准上市，参与该试验的患者就可以成为 B 公司下一代药物试验合成对照组的一部分，为改进针对相同疾病的最先进治疗方法做出贡献。这种方法不仅为参与研究的被试患者节省了大量的时间和金钱，还使得新的治疗方法能更快地应用于试验之外的患者，从而为所有人带来更大的价值。

我们还可以将多个试验中的患者和多家制药公司的药物用户患者汇总到一个实验对照组中。例如，客户可以找到像 Medidata 这样的公司，表示他想在特定的时间内，用一组特定的生物标志物来启动一项针对乳腺癌的试验。此时，制药公司无须为这次试验找到 50 名患者，像 Medidata 这样的公司可以登录其患者数据库，完成这项工作。当然在传统模型中，在各自领域内享有盛誉且积极参与研究的医生，也可以迅速地帮助患者获得试验机会。但是，在围绕数据共享建立的模型中，通过中介和聚合器将患者与研究项目相连接，确定哪些患者可能是最佳反应者，并将他们与正确的试验相匹配，可能会超越个体研究人员的联系范围和经验。我们可以建立更大规模的适应性试验，构建合成对照组，并在这个过程中积累关于某一特定疾病的实验性治疗的数据，这一切都会为之后的研究带来更多的信息。

每次我们得到一个结果时，都可以通过各种不同的视角来观察患者，帮助药物研发者确定哪些生物标志物对他们的新疗法最重要，哪些生物标志物对另一家公司的疗法最重要，并预测哪些药物对不同的患者亚群最有帮助。此外，我们可以在完成所有这些工作的同时，不断地将结果与当前的治疗标准以及生命科学、健康保健领域之前做的试验进行比较。我们还可以提供尽可能多的患者参与试验，同时也将样本限制在最有可能产生良好反应的患者群体。通过将药物更精确地对准可能的反应者，其价值定位不断提升。这为付款方或监管机构提供了更加强有力的证据，同时，患者和医生对某一特定治疗的偏好也会增加，付款方对该治疗的审批速度和报销意愿也会提升。

即使随着精确生物标志物的发现和目标人群的缩小，药物也只能对一个比最初预期的群体更小的患者子集有效，但只要我们能快速地证明其价值定位，它也能创造出巨大的经济价值。选择更好的治疗结果对制药公司、付款方和患者都更有利。每个参与者最终都是赢家。虽然这不是传统模型，却是一种可以利用数据合作来进行颠覆性创新的方式。我经常看到，许多公司在发现这一价值主张之前就耗尽了资金，因此没有患者从中受益。其实，我们可以做得更好，我们可以利用数据合作实现这一点。

换句话说，让每个参与大规模研究的患者都成为潜在的研究被试。我们不再仅从单个研究项目的数据中得出结论，而是在多个研究项目之间进行整合和分析。这种方式改变了在研究和开发中投资回报的商业模式，并且将彻底地颠覆生命科学领域。

不过，仅仅是关于数据合作的良好意图并不足以推动这一切成为现实，而且坦率地说，任何围绕新的数据驱动技术的良好意图都不足以有效地推动变革的步伐。

一种天真的观点认为，像数据共享这样的合作努力完全可以通过利他的形式来维持，即使商业因素不支持。但在我看来，有大量的证据证明事实并非如此，如像 TransCelerate BioPharma 这样的非营利组织在这方面就没有任何进展；并且我有充分的理由认为，仅仅依赖于良好的意愿，是无法帮助我们实现这些梦寐以求的目标的。

合作中产生的数据、单一研究中产生的数据，以及规划单个火星气候探测器的路线中的数据，三者之间没有什么不同。数据必须得到清理、标准化，并且能够互相操作并适用于分析，这样才可以创建新的比较基准，如合成对照，从而发现新的生物标志物和疾病亚型。所有这些工作都需要时间和金钱，这与实验室中的操作非常相似。在实验室中，研究人员会合成新分子并对它们进行测试，以确定它们是否有潜力成为新药。我们需要创建可持续的商业模式，使这一切变得可行。因此，对创造这种研究结构以推动创新的公司进行激励，与在智能手机和操作系统领域进行激励一样有必要。

当然，这些创新必须能大规模地服务于患者。而阻碍这一进程的最大问题之一是当前的报销模式。我们需要新的报销模式，这些报销模式需要真正地激励创新公司在精准医疗领域采取正确的策略，并对合适的项目进行投资，而实现这一目标的方法是着眼于大局，并将报销模式与大局的结果绑定。我们需要根据工作成果而非工作行为，对生命科学公司和医疗组织支付费用。

基于价值的报销已经成为一种趋势，而医疗行业仍处于相对早期的阶段，目前，只有一小部分参与者成功得到了报销。所以在我看来，医疗行业需要鼓励转向基于价值的报销模式；对于社会，我们需要明确，在哪些方面我们已经具备了评估价值所需的技术和数据。为了调整激励机制，我们需要朝着基于成果的奖励体系迈进。在下一章中，我将更深入地探讨这个问题，这样就能更深入地了解如何将世界推向一个由患者方程式驱动的精准医疗未来。

The Patient
Equation

第 14 章

未来的报销模式：
价值导向型医疗

生存是我们
唯一应该重视的
指标吗

IS SURVIVAL THE
ONLY MEASURE
WE SHOULD VALUE

——

THE PATIENT EQUATION

　　长久以来，报销制度一直是由我们所做的事、我们制造的产品和我们销售的产品驱动的，而不是由治疗是否有效或疗效如何来驱动的。事实上，你在读到这一部分时可能已经意识到了，直到现在，我们衡量医疗保健价值的能力仍是有限的。虽然我们可以追踪总体存活率等宏观指标，但对个体来说，只能在医院里维持生命与疾病发作前的健康状态之间存在巨大的差异。虽然我们能密切追踪某种治疗方法对个体患者的治疗效果，但由此产生的数据大都被限制在每个患者的个人病历中，并没有与其他相似患者的数据进行整合。

　　医疗报销的未来完全取决于价值，从更广泛的角度看，就是指不仅要关注总体存活率，更要关注每个患者的具体情况。随着我们可以对价值进行更精确的衡量，制药公司和医疗设备制造商的激励机制正在发生变化。我们能评估某种治疗方法对特定患者的有效性及其具体效果，这让我们可以为患者选择更适合的治疗方法。

　　此外，在一个以价值为导向的世界里，计算可以远远超出个体的范畴。有了数据，我们就有能力向监管机构提出令人信服的理由，让药物和设备进入新的市场，从而为我们提供获得批准的新途径，并找到新的方法来评估我们的工作，这不仅基于开发治疗成本，更是基于治疗为患者及整个社会带来的实际效益。

这些新疗法可能比目前被广泛使用的药物更昂贵，但它们的成本将基于实际价值实现合理化，而非仅基于理论上的对生活质量和寿命长短的改善。医疗服务的激励机制与健康护理工具的研发和应用都在发生变革，这将对商业模式产生重大影响。这得益于我们更多地关注每位患者的实际需求。无论是服务数十亿人，还是为几十位患有某种罕见病的患者寻找治疗方法，我们都致力于为他们创造更美好的未来。

超越生存期

总体存活率提高当然是极好的，这是毫无疑问的。但回顾本书第 2 章中关于活动范围算法的讨论，我们不禁要问：生存是我们唯一应该重视的指标吗？现在，我们有能力以量化的方式展示生存对社会和对每个人的经济影响。我们可以测量，或至少可以开始尝试测量，如果患者多活 18 个月，其生活质量能提高多少，以及这 18 个月可能会为政府或社会的 GDP 带来多少增长。在以前，我们是做不到的，但有了认知、行为和非传统的生理输入，我们现在可以做到了。我们不仅可以向监管机构提供传统的存活期数据，还可以提供更多的数据，以证明我们的药物和医疗设备在新的维度上具有真正的价值。

监管机构是保守的，他们也的确应该如此。他们的工作不是盲目信任，而是对提交给他们的证据进行怀疑并提出质疑。不妨再回到将活动范围作为整体健康指标的观念上。也许它将被证明是衡量一个人能做多少工作的间接指标；也许可以把它作为一个量化的输入，用来估算某人对 GDP 的贡献程度，这能反映其社会经济活动水平和产值。基于这样的评估，我们可以为产品制定更加合理的价格，并证明将其投入某一市场的决策是正确的。

在一个真正以价值为导向的世界中，如果活动范围被证明是一个有量化价值的预测指标，那么它就可以被用来支持一家生命科学公司应该从其产品带来的 GDP 增长中获得一定比例的报酬的观点。例如，如果我的公司研发的药物使得原本会死亡的 1 000 万人存活下来，他们每人每年能向世界贡献 10 000 美元，那么这 1 000 万人每年贡献的价值就是 1 000 亿美元。对我的公司来说，这种药物的价值是 10 亿美元、100 亿美元，还是更多呢？这个问题的答案取决于我的公司、付款方和消费者之间的谈判结果。生命科学行业拥有这样的能力：以负责任、可靠且客观的方式为其产品的价值提供有力的论证。而向监管机构提供这样的证据是开始这一切的最佳方式。

以胃旁路手术为例，评估的关键不仅在于手术的成败，而且在于此后让患者最终改变自己的饮食习惯，增加锻炼，并过上更充实的生活。这是否会转化为患者将拥有更高的工作效率？毕竟他们患睡眠呼吸暂停和糖尿病的风险降低了，寿命延长了，过上了质量更高、生产力更强的生活。至少，那些得到了良好后续护理的患者会得到这些益处。因此，如果我们在确定支付标准时考虑到这些因素，那么我们不仅是在鼓励患者进行有效的手术，更是在促进高效的后续护理，这也正是我们希望医疗系统能做到的。

再举一个例子，对肌肉骨骼手术来说，术后物理治疗很重要，但外科医生的报酬并不取决于术后物理治疗的结果。医生们完成了精湛的手术，但随后可能只给患者一份说明书，说明书上描述了他应如何进行物理治疗。在一个以价值为导向的世界里，这是没有意义的：患者从手术中恢复得好不好，很大程度上取决于物理治疗，甚至可能比手术本身更重要。我们可以在手术前后测量患者的活动能力和整体活动情况，并进行比较。

在我看来，经济上的成功应该意味着让患者尽可能地恢复到疾病前的健康状态，当然，更理想的情况是，经济上的成功应该意味着从一开始就设法预防问题出现。比如，如果我是 名医生，我会采取措施防止你患上糖尿病，那为什么我赚的钱不能多于等你患上糖尿病才治疗你的医生呢？同理，为什么那位医生赚的钱不能多于治疗你的糖尿病但治得很糟糕，导致你的血红蛋白 A1c 恶化的医生呢？我们应该激励医生对患者的长期恢复和随访护理投入更多精力，就像他们精心对待诊断和手术那样。这样才能真正有益于患者。

以上这些例子虽然说起来很简单，但实际操作起来却很困难。比如内科医生和外科医生的收入可能突然受到他们无法控制的因素的影响，如患者是否遵循饮食和锻炼的医嘱，或物理治疗师能否有效地激励患者。真实情况可能比这还要复杂。这不只是改变价值链中某个环节的激励机制和报酬方式的问题。无论是制造可植入设备的公司、外科医生，还是物理治疗师，所有的医疗服务提供者需要共同承担责任，以确保患者恢复健康。

从前端来看，这意味着我们应该只为那些最有可能从某种手术中受益的患者提供这种手术。而对某些特定的患者来说，其他治疗方法可能会给他们带来更好的效果。如果我们知道患者可能不会遵循术后的指导建议，那可能需要用不同的方式来激励他们或与他们互动。但是，我们总会受到时间和金钱等资源的限制。因此，我们需要弄清楚如何在价值链的每个环节中能最大程度地促进患者的恢复，并确保他们能按照我们预测的最佳路径恢复健康。只有这样，我们才能确保将最有效的治疗方法提供给最需要的患者。

约翰·库尔珀（John Kuelper）是《统计》杂志的撰稿人，他对这个问题的解释比我见过的任何人的解释都要清晰："现在的保险模式是围绕'典型'患者设计的……如果每位患有 X 类型癌症的患者都使用 Y 药物，那么整体上的治疗效果会更好，所以我们鼓励所有患有 X 类型癌症的患者都使用 Y 药物。"[1] 但这种方法不适用于有针对性的、个性化的治疗。库尔珀认为："即使 95% 的患者在使用某药物后没有任何效果，但只要能识别出其余 5% 会极大受益的患者，这在经济上也可以证明该药物获得高定价是合理的。"[2]

更高的生活质量

对于患有阿尔茨海默病和其他神经系统变性疾病的患者，我们不仅要确保他们能活得更长久，还要确保他们的生活质量。再次强调，我们追求的不仅仅是寿命的长短。

图 14-1 所示的是生活质量和生命时长之间的关系。我们都希望曲线下的面积最大化。无论"生活质量"在纵轴上是如何定义的，对报销价值链上的每一个利益相关者（更不用说患者了）来说，生活质量都应该达到某一水平。请注意，图中的生活质量和时间之间存在重要的区分。生活质

---

[1] John Kuelper, "Community Providers Will Help Drive the Future of Precision Medicine," *STAT*, February 23, 2018.
[2] 同上。

量和生命时长是两个垂直的维度。生活质量可以与社会经济参与度有关，可以与活动范围有关，也可以与患者或社会所重视的任何东西有关，甚至可以是上述所有价值的总和。一个人从出生到死亡（A 点），随时间积累的生活质量总和就是人一生的总价值。图中的阴影区域是我们寻求最大化的部分。

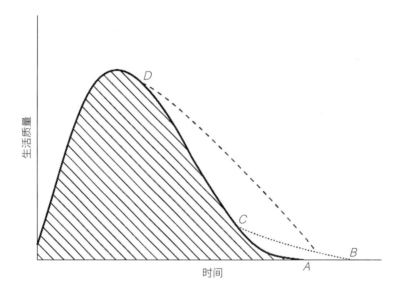

图 14-1　生命时长与生活质量的关系

那么，将其最大化的最有效方法是什么呢？至少在这个理论示意图中，我认为普遍的共识是，当我们接近死亡时，我们的生活质量会下降。除非发生意外或突发情况，否则大多数致命疾病的病程都会导致患者活动受限、意识降低，简言之，患者的价值在一段时间内会持续降低。

这就是延长人们的寿命与让人们生活得有意义、有效率之间的差异所

在。如图 14-1 所示，如果一个人从已经下降的生活质量（C点）开始延
长了死亡时间（B点），那么曲线下阴影区域的总面积（总价值）的确会
有所增加。然而，增加的面积十分有限。而如果他可以在较早的时候（D
点）就开始改变生活质量的下降轨迹（可以从根本上改变下降的弧线），
那么即使生命延长的时间较少或几乎没有，这种改变对生活质量总体的提
升也将会更显著。

很多人可能想知道，喝了神话中的"青春之泉"会有什么结果。如果
你问我愿不愿意一直活下去，就像从图上的C点开始"永生"，那么我想
我会回答不愿意。但如果图中的曲线能从高峰就开始延长，也就是延长图
中曲线的顶部持续的时间，从而使阴影区域总面积得到显著的增长，那么
我愿意加入永生的旅程。

这正是我对生命科学领域工作的看法。以上这个例子听上去可能有些
夸张，但这样的结果正是激励很多从事医疗保健工作人员的动力。

一项关于类风湿性关节炎的案例研究，可以说明这种理论如何与实
际的、基于患者方程式的现实相结合。这完全归于葛兰素史克公司在
PARADE 研究（来自真实世界类风湿性关节炎患者的数据研究）中所做
的工作，Medidata 公司很幸运地与苹果公司的 HealthKit 合作，为这项研
究提供了一些技术支持。在类风湿性关节炎晚期，患者需要花费大量的时
间来护理关节，如早上起床前用热毛巾包住它们进行热敷，或者让别人帮
他们热敷。然而，类风湿性关节炎的病情进展情况，通常是通过诊所或医
院的测量来量化的，如计算患者手上肿胀的关节数量。

PARADE 研究项目旨在通过部署传感器和对用户友好的应用程序，
实现一种以患者为中心的虚拟试验模式，从而深入探索患者真正关心的问

题，这样就可以建立新的评价标准来判断类风湿性关节炎治疗中"好"的治疗效果是什么样的。葛兰素史克公司专注于探索新的方式来评估和衡量治疗价值，并探索衡量价值的数字化手段。也许我们可以测量患者早上起床实际需要的时间，而不是在诊所或医院里数患者肿胀的关节数量。也许我们可以用患者手机里的加速度计测量他们手腕的活动能力，而不必让他们去找医疗专家。事实上，我们确实能做到这一点，并从真实世界中得到可靠的定量结果。

最终，PARADE 研究及类似研究的结果注定要被用来展示其价值，并创建真正对患者有意义的测量标准。然后，我们可以将它们与供应商、付款方和制药公司的激励措施相结合。

生活质量的测量标准对每个患者来说可能都不一样，而且相同的测量标准也并不适用于所有患者。但我们仍然需要确切了解哪些因素能真正影响患者生活质量的改变。我们的目标不仅是延长寿命，更重要的是提高生命质量。举例来说，如果药物 A 能将躺在床上的患者的寿命延长 18 个月，而药物 B 只能延长 12 个月，但患者在这 12 个月中可以在沙滩上奔跑，那么不是每位患者都可能做出相同的选择：患者是否想活着看到孙子从大学毕业，无论那几个月或那几年的生活质量如何？患者的目标是最后来一次公路之旅吗？为了延长寿命，患者值得放弃芝士汉堡和奶昔，只能吃沙拉和羽衣甘蓝汁吗？我们可能有能力将寿命延长几分钟、几个月或几年，但那会给周围的人和整个社会带来多少痛苦，又会增加多少金钱方面和其他方面的成本？

每个人的生活质量曲线可能都不同，这没有对错之分，随着时间的推移，生活质量会下降这一规律对所有人都适用。关键在于，我们可以从客观数据中生成信息，并根据个人关心的内容创建可靠的预测模型，这样一来，患者及其护理人员可以做出更明智的选择。我们可以利用数据更好地控制预期结果，并让患者根据自己的偏好进行决策。

退款承诺

现在，基于价值的报销开始在制药行业站稳脚跟。前文已经讨论了诺华制药研发的司利弗明，当患者对该药物没有反应时，诺华制药会将治疗费用退还给付款者，至少从原则上讲是这样的。但基于实际结果的合同更为复杂，至少就这种药物而言，基于实际结果的退款保证仅限于其用于急性淋巴细胞白血病的治疗，而不涉及其最近被批准用于治疗 B 细胞淋巴瘤的疗法。[①]

也许令人惊讶的是，付款方并未完全支持针对药物疗法的以结果为基准的合同，至少目前还没有做到这一点。部分原因在于，目前的合同只涵盖了药物的实际成本，而没有涵盖与治疗相关的附加费用，如为患者准备接受药物治疗的护理方案，即使药物本身是免费的，这种护理仍然是一笔巨大的开销。另一部分原因在于，像司利弗明这样的药物，其治疗效果是基于接受治疗后 30 天内的结果测量得出的，但这样的短期疗效可能并不能真实地反映出其长期治疗效果。此外至少在美国，部分原因在于，隐私法可能会阻碍医院与付款方分享治疗结果。《制药科技》上的一篇文章写道："似乎私营健康保险公司并没有采取特别行动来推动治疗中心签订以价值为导向的合同。"[②] 再次强调一下，我们需要在所有参与者之间建立一致的激励机制，以提供治疗价值，并建立能支持这种价值的客观衡量系统。

① Manasi Vaidya, "Outcome-Based Contracts Viable for Kymriah, but US Payers Still Unsure," *Pharmaceutical Technology*, July 30, 2018.
② 同上。

　　司利弗明并不是这样尝试支付模式变革的唯一例子，减肥和糖尿病预防应用程序 Noom 也是一例。Noom 是一个基于应用程序的饮食与生活辅导工具，也是一个数字疗法工具，以一种基于价值的模式向用户提供服务。如果用户在使用它时体重没有减少 5%，它是不收费的。[①]奥马达健康（Omada Health）研发了一款数字糖尿病预防应用程序，其工作原理与 Noom 类似。据《维特新闻》（Vator News）报道，奥马达健康根据用户减少的体重多少来收费。例如，如果用户减了 2% 的体重，奥马达健康收取 2 倍的费用；如果用户减了 4% 的体重，则收取 4 倍的费用，以此类推。[②]这篇文章还表示，每位用户的基本费用可能是 10 美元。

　　《大西洋月刊》（The Atlantic）曾发表过一篇关于蓝鸟生物公司（Bluebird Bio）的文章，该公司开发了一种治疗地中海贫血的基因疗法。地中海贫血是一种血液病，会导致患者血红蛋白偏低，每年大约 10 万名新生儿会受此病的影响。[③]对于该病，蓝鸟生物公司的治疗费用约为 200 万美元，患者可以 5 年分期付款，但是如果患者的病情没有好转，那患者投保的保险公司就只需支付第一期费用。[④]

　　纪念斯隆·凯特琳癌症中心的彼得·巴赫（Peter Bach）告诉《大西洋月刊》：“问题在于，基于价值的合同首先会让公司更容易收取过高的费用。如果蓝鸟生物公司表示他们的治疗费用约为 200 万美元，那他们是在瞎编。治疗应该由市场来定价，而不是由融资机制来定价。”[⑤]

---

① "Noom—The Anthology of Bright Spots," The diaTribe Foundation, 2016.
② Steven Loeb, "How Does Omada Health Make Money?," Vator News, February 3, 2017.
③ Suzanne Falck, "Thalassemia: Types, Symptoms, and Treatment," Medical News Today, January 10, 2018.
④ Sarah Elizabeth Richards, "Pharma Should Pay for Drugs That Don't Work," The Atlantic, April 22, 2019.
⑤ 同上。

未来，让以价值为导向的治疗成为现实

巴赫的担忧是合理的，但他的意思是我们需要更好的定价标准，而不是说以价值为导向的报销模式走错了方向。蓝鸟生物公司这种疗法的价值和疗效可能还有待商榷，但这种报销模式是朝着以价值为基础的正确治疗方向迈出的一步。我们在数据层面上仍然面临一些挑战，比如目前对于应该将报酬与哪些方面挂钩，以及如何引导整个传统行业向新的经济模型转型尚未达成共识。

因此，现在对于那些来找我咨询的公司，我给出的建议是：在研发下一种药物的过程中，要尽快考虑其治疗方法的社会经济价值。要在患者身上安装活动追踪器，利用活动范围等因素记录所有被试的数据，无论他们现在是否认为这些数据很重要。关键在于他们将能获取独特的生物样本，这可能有助于构建更丰富的疾病模型，以区分不同的患者群体，即使这不是证明药价合理性的直接证据。

这些数据可能不仅会暴露患者本身的不一致性，还会暴露他们生活环境的不一致性。我们还不知道患者方程式具体是什么，但我相信，像活动范围和其他高分辨率行为标记这样的测量方式，将有助于更深入地理解疾病进展的模型。我还相信，一个人的活动或在社交媒体上的互动情况，应该有助于我们检测他是否对治疗有反应，或者他是否需要接受新的治疗方法，尤其是肿瘤患者。此外，我们还没有想到的其他行为或认知的生物标志物，也将被添加到预测模型中。信息一直存在着，我们有能力甚至有义务收集它们，并利用它们创建更好的疾病模型，因为这是通向更好的治疗结果的必经之路。

前文已经讨论了我创建的阿尔茨海默病图表（见图9-4），那是我未来可能出现的情况的范围图。如果医生能改变我的发病轨迹，将我从一个未来可能需要治疗的人变为一个可能不需要治疗的人，那么在一个理想的以价值为导向的世界里，这位医生仍然应该得到相应的报酬。在现代棒球统计学中，有一个叫作胜利增加率的统计指标，它是基于每位球员的表现来评估一支球队在特定比赛中的获胜率变化的。比如，如果在棒球比赛的第九局下半场，已有两名球员出局，你的球队仍落后一分，那么你赢得比赛的概率只有4%。[①] 但如果此时你打出一记全垒打，那么赢得比赛的概率就会跃升至56%。你的这一表现使获胜率从4%上升到了56%，如果按照比赛结果支付球员报酬，你会因为这半场的胜利而得到相应的报酬。我们在医学上可能无法做到如此精确，至少现在还不行，但给患者开一种他汀类药物，可能会使他再活10年的概率增加几个百分点是可以计算的。做出这一决定的医生应该比那些做不出这种决定的医生得到更多的报酬。

以上探讨的只是个体层面。而在群体层面，在大多数国家，药物的监管过审只意味着从医学的角度看药物是足够安全的。但我们还可以考虑经济层面的审批。比如从经济回报的角度看，这种药物是否足够安全有效？如果我们能利用新的知识流，让患者比以前更快地停用无效药物，并开始使用新的药物，而患者能更快地再次为社会做出贡献，那这就是有经济价值的。我们并不想把某种药物提供给世界上所有的人，而只想用这种药物来治疗那些能对其产生实质性改变且能积极影响其预后的患者。我们最终的目标是证明，为什么新工具具有关键价值。

不当的治疗会浪费金钱；使用错误的应用程序，使用不能产生其声称的可行建议的应用程序，也会浪费金钱。我们希望把有限的资金花在有效

---

① Greg Stoll, "Win Expectancy Finder," Gregstoll.com, 2018.

治疗上，而不是无效治疗上。我们需要让突破性成果尽可能地惠及更多适合它的人，而把金钱浪费在那些不会带来好处的个体身上对所有人都没有好处。我们可以将这些资源用于推动结果的其他努力上。为什么这些协调一致的激励策略和基于价值的体系如此重要？因为它们减少了浪费。

我曾在哥伦比亚商学院与一群已获得数字健康结业证书的学生交流，他们提出的许多问题都与基于价值的合同有关。我向这些学生解释说，当考虑基于价值的方法时，有三点我们现在没有给予足够的关注。

第一，考虑谁应该服用某种药物。"如果你有这种基因突变，那就服用它，但如果你有另一种基因突变，那就不要服用它。如果你以前有心脏病史，那就不要服用它。如果你还不到 18 岁，那也不要服用它。"这种患者分类方式其实是生命科学家对药物的传统看法，它涉及临床试验中的准入和排除条件，以及向公众提供药物时的说明书标签。随着患者方程式的改进，我们可以为患者用药提供更精确的建议，如建议日常活动达到某种程度的患者服用；或者提醒患者在用药时避免食用某种特定的食物；又或者提醒患者在用药时结合特定的锻炼、其他药物，并参考可穿戴设备提供的数据来判断是否用药。也许我们最终可能为患者提供一个明确的"是或否"决策，或一个预测疗效的评分系统。但无论采用哪种方式，我们的目标都是精准预测哪类患者会从治疗中受益。

第二，如何证明某种药物有效。这在生命科学领域是个较新的观念，尤其是在药物的商业化阶段。但即便是在药物研发阶段，我们不仅要从整体人口的角度出发，还要从个体患者的角度出发，考虑患者真正关心的问题。比如我们应该测量哪些生理、认知和行为指标，以追踪药物的有效性和安全性，以及应如何进行测量，并确保能大规模地实施或找到替代方法。这也是为什么我们需要在所有临床试验中追踪患者的行为。如果我们在药物评估时忽略了以上这些方面的测量，那么便失去了将疾病的生理和行为反馈于新疗法的重要机会。如何与患者互动，如何进行测量，都是需要考虑的关键因素。那我们需要做些什么，以确保每个患者都能从药物中获得最佳效果呢（不妨回想一下前文提到的疾病管理平台）？

　　第三，确保知道应该何时停止对患者使用某种治疗方法。在以价值为导向的环境中，第三点与大多数生命科学公司传统的运营方式截然相反。然而，这与前两点同样重要，甚至在基于价值的系统消除浪费的过程中，它可能是最关键的。我们收集的数据中有哪些信号表明患者没有从所用的药物中受益？如何将这些信息反馈到针对性服药的标准中？如何帮助价值链上的每个人（包括患者）尽快意识到治疗方法失败了？如何协助患者转向其他治疗方法，甚至是竞争性疗法？如果当我们已经知道药物不起作用，而患者仍在服用它，那么就是在浪费患者的时间，这会降低他们的生活质量，并且在以价值为导向的世界中会降低利润。

　　管理以上三点对生命科学行业来说是一项艰巨的任务。当然，如果这项任务很简单，那每个人都会这么做的。认同这种思维、理解患者方程式是实现这一目标的关键。设法执行这些想法的公司将是赢家，赢面不仅体现在利润上，还体现在为患者带来最大价值上。

　　以价值为导向的治疗肯定需要不同于按服务收费的模式。这对传统商业模式来说是一个巨大的变革，因此需要新的思维方式。我们需要预测结果和发展轨迹，还需要有效地测量我们认为重要的输出。但这并不是幻想，实际上，我们正走向以价值为导向的治疗之路。

　　这还不够。我们可以改变付款方的报销模式和药物的价值评估，但这并不能使我们在医疗保健系统的每个方面都实现系统性变革。到目前为止，本书并未过多地讨论未来医学的两大重要利益相关者：医生和患者。医生需要加入数据革命，以便将这些技术推广到世界各地；而患者则需要了解这些技术是如何从根本上改善他们的健康的。

在下一章中，我会介绍我的私人医生、内科医生兼心脏病学专家丹尼尔·雅德加尔（Daniel Yadegar）博士，以及患者利益维护者、企业家兼作家罗宾·法曼法尔玛扬（Robin Farmanfarmaian）的观点，共同探讨在一个由患者方程式驱动的未来精准医疗世界中如何定位医生和患者，如何确保激励机制与改善个人和整个社会的健康福祉保持一致。

The Patient
Equation

第 15 章

医生和患者：
决定医疗革命成败的关键

医生需要
超越数据

DOCTORS
NEED TO
GO BEYOND THE DATA

——

THE PATIENT EQUATION

　　为了最大限度地利用患者方程式，我们需要把前文讨论过的许多信息整合在一起。我们需要以比现在更完整的方式将数据整合到医疗保健领域。制药公司需要采用传感器和适应性试验设计，并将临床试验带向新的高度。我们需要研发并测试新的疾病管理应用程序。生命科学和医疗保健领域的各个公司、组织需要思考如何使用新的数据流，以便为使用其产品和服务的患者提供更好、更具操作性的见解。报销模式需要朝着以价值为导向的治疗方向发展。最后，医生和患者需要充分参与进来。

　　我们在谈论由患者方程式驱动的未来时，很容易忽视医生和患者。毕竟，他们并不是开发产品、启动临床试验、决定报销模式或着眼于生命科学产业大局的人。比如在美国，医生和患者不会直接面对 FDA 的法规，而且在大多数情况下，他们也很少深入探讨超出其日常实践或经验之外的商业问题。

　　然而，医生和患者将决定数据革命的成败。如果医生不同意向患者推荐和使用智能设备，那么这些设备就无法得到广泛的传播。如果医生不站在数据收集和共享的最前沿，探索未来可能有价值的生物标志物，那么我们就无法让知识变得更加完善。如果患者不明白这些技术是如何帮助他们的，以及数据是如何使他们过上更好、更健康、更长寿的生活，并使其生活得更为充实的，他们就不会参与进来，不会帮助我们生成所需的信息，最终也看不到这些技术带来的好处。

我们不仅要确保医生和患者参与其中并了解情况，还要确保针对他们的激励机制与整个行业完全一致，这是至关重要的。在这一章中，我将从医生和患者的角度来探讨由患者方程式驱动的未来，以确定如何在整个医疗系统中有效地实现变革，并对我们的业务产生最大的影响。

人类医生，数字医生

对医生而言，完全接受本书中的观点并不是一件难事。医生们无疑想要拥有丰富而优质的数据集。他们希望了解患者，就像飞行员想要了解飞机的维护记录一样。有了更好、更完整的数据，医生就可以在与患者的互动中更高效地进行有价值的干预并实施预防措施。传感器提供的信息流有助于建立有用的基线，让医生从纯粹的被动反应转变为主动工作，以预防患者在未来可能出现的问题。我不是医生，但如果有人想说服我，说不支持这一愿景的医生同样能很好地在现在数字化和数据精密的世界中行医，那我很可能不买账。

与此同时，一些医生可能担心这些工具会取代他们。如果一款应用程序可以告诉你，你患了什么病，以及如何治疗，那谁还需要医生呢？对此，我们不得不提及 IBM 的超级计算机沃森在为癌症治疗提供智能建议时的失败：计算机并不总是正确的。因此，人工智能可以为我们做很多事，但它不能取代人类的判断、人类的经验和复杂的人类决策。废进废出的原则既适用于数据，也适用于对预期结果的假设。

上一章讨论了生命时长与生活质量之间的区别。假如你是一名癌症患者，你希望在医院的病房里多活几年，还是希望在外面的世界里少活几年？当你面对这种选择时，并没有正确或错误的答案。不同的患者可能有不同的倾向。计算机无法帮助我们做出决策，但医生可以。人工智能可以替代一些机械性工作，如测量血糖，在合适的时间以准确的剂量给糖尿病患者注射胰岛素。这些事情可能会让医生感到无聊，因此他们可能会忽略，甚至会犯错误。但即使如此，人工智能也不能取代医生。相反，它的存在使医生有更多的时间去思考、制定策略、进行更高层次的工作，而机器人和预测模型是无法做到这一点的。

其实，我们正在讨论的是扩展医生的工具箱。就像某些产品增强了患者的控制能力一样，如像 Ava 手环这样的可穿戴设备，同理，我们有越来越多的方法让医生获得更多的信息，或至少增加这种可能性。比如医生希望患者穿戴什么、追踪什么或报告什么，哪些数据将有助于医生做出更好的医疗决策和更有成效的预测，对于哪些因素我们需要进行更精确的测量而不是只依赖于患者的常规描述，在哪些情况下客观数据可能会改变治疗方法。

有一种观点认为，技术必然会导致医生权力的丧失，我强烈反对这一观点。新技术不是为了剥夺医生的权力，而是为了赋予他们更多的力量以实现变革，使其发现和提供更好的治疗来改善患者的生活。不可否认，自动化消除了机械式任务，机器人可以在生产线上替代人类。但人体是非常复杂的，而且我们生活的环境也越来越复杂多变，关于疾病和健康的相关知识也在不断更新。此外，管理我们的新工具也在不断被发明出来。如果有医生想要按照他在医学院学到的规定例行公事，而不想积极参与由患者方程式驱动的世界，那他确实应该担心自己会被算法或机器人取代。但我所信赖并希望得到其治疗的医生，对此不会有任何担忧。

丹尼尔·雅德加尔博士拥有哈佛大学学士学位和康奈尔大学医学博士学位，他曾在纽约市的一些顶尖机构工作。他也是我的私人内科医生，在写本书的过程中，我采访了他，因为他不害怕未来，而是选择拥抱未来。他相信，正如所有人都应该相信的那样，新技术并不是要取代医生，而是为医生提供更强大的工具，帮助他们管理患者的健康，以便让患者过上更长寿、更优质的生活。

丹尼尔希望使用这些新工具，能在患者出现临床症状之前诊断出其患有心脏病或癌症。为此，他改变了作为医生的整体工作方式。与传统医生不同，丹尼尔博士不只是希望每年观察一次患者，收集一些孤立的数据点，他更希望看到比这些孤立的数据点丰富得多的图景。他让患者持续监测血压，追踪睡眠数据、心率变异性、压力标志物等。他将所有这些数据整合在一起，以深入了解患者，并做出更明智、更好的决策。他看到医学实践正走在一条信息和工具均更丰富的道路上，那里不仅有药物和设备，还有由追踪器、数学模型等组成的数字系统。

我第一次去找丹尼尔时，做了一次体检，他希望我提供给他大约2 000毫升的血液。后来，当我告诉别人这件事时，他们都感到吃惊，但用丹尼尔博士的话说："我想尽可能获得更多的信息，包括客观的和主观的。我们治疗患者的很多建议都是基于总体人口统计数据，以及某人达到某个年龄时的成本效益来分析的，但这忽略了每个人的独特情况。"[1] 他不

---

[1] Daniel Yadegar, interview for *The Patient Equation*, interview by Glen de Vries and Jeremy Blachman, February 7, 2017.

只是想知道我的年龄，还想从能评估的每个角度来了解我是什么样的人。
"尤其是随着生物标志物、基因组学、蛋白质组学等技术的进步，我们发
现每个患者都是不同的。我们需要查看每个患者身上具体发生了什么。"

丹尼尔根据患者的冠状动脉钙化分数来进行风险分层，如患者是否更
有可能患上需要药物治疗的心脏病。他也关注患者的睡眠问题。他曾说：
如果有良好的、客观的睡眠测量方法，那该多好。除此之外，他还非常关
注患者的饮食和运动情况。在观察患者血压的变异性时，他看的是连续的
血压测量数据，而不是零星的测量数据。"这些额外的数据总是有帮助的，"
丹尼尔说，"它们能帮助我在患者的医疗保健方面做出更好的决策，比如
根据患者的血压是否每晚都会下降进行干预。"

"目前最大的人口健康问题之一是心力衰竭。"丹尼尔解释说，"从患
者的健康角度和成本角度来看，努力减少患者因心力衰竭而入院的次数是
非常重要的。有一种测量设备使用了阻抗法，即当阻抗下降时，它会显示
患者即将出现心力衰竭。此时，虽然患者还没有表现出相应的症状，但如
果心脏起搏器或其他设备显示阻抗正在下降，我会加倍给药，这样患者就
不会出现紧急情况了。在症状出现之前，我可以从数据中预测到这一点。"

让医生提前从数据中看到问题即将发生，正是患者方程式的全部意义
所在。丹尼尔希望得到尽可能多的有用数据，他说："我希望有一套综合
数据可以告诉我患者连续的心率变异性、吸烟数量、血压水平、替代压力
指标、白天的专注时长、什么都不做的时间……以及关于饮食、营养、运
动的客观数据，快速眼动睡眠量……我能获得无尽的信息来优化对患者的
护理。这一切绝对会影响我与每一位患者的交流。"

他表示，如果保险公司也能测量这些数据，并根据这些数据的改善程

度向他支付报酬，那就更好了。他坚称："我们的利益是一致的。"

丹尼尔丝毫不担心人工智能会取代他和他的职能。"医学的艺术在于利用这些主观和客观的数据点，并尝试优化它们。如何从方法和质量的角度来使用资源呢？这不仅仅涉及一个公式。患者希望得到的不仅仅是标准治疗，他们还想要感觉良好。如果他们活得时间更长，他们希望保持正常的认知能力，希望独立，但做出这些决策需要的不仅仅是数据，还需要把眼光投向更远的地方。"

而且，要真正改变大多数患者的状况，需要的不仅仅是一份打印出来的数据报告，医患关系也非常重要，这是数据本身无法创建的。丹尼尔说："技术所不具备的一个方面，就是医患之间的纽带。设备虽然善于诊断和预防疾病，但在真正治疗患者时不那么得心应手。医生的作用是预测患者可能会发生什么，并进行有用的、有意义的讨论，从一开始就阻止问题的发生。而仅凭数据做不到这一点。"

尊重无法量化的东西

确实，正如丹尼尔所说，医生需要超越数据。在一个由患者方程式驱动的世界里，高效的医生不仅仅会治疗特定的疾病，还会与患者合作，管理患者的健康，优化患者的生活。他们会密切监控患者的健康轨迹，而这些轨迹是由前文讨论过的多维相图中的患者方程式所定义的。而医生更可能会面临的陷阱在于过度依赖数据。

2017 年，在《医疗城市新闻》（*MedCity News*）报道的一次会议上，美国医学会的首席医疗信息官迈克尔·霍奇金斯（Michael Hodgkins）对医疗大拿们说："我们不能混淆数据交换和知识交换。在慢性病方面，如果我们不能有效地将这些工具融入临床实践和患者护理中，那我们不会取得太大的进展。"[1] 有时，数据可能会太多、太过冗杂，仅靠数据，我们能实现的目标会很有限。

尽管如此，数据仍然可以改变现状。不妨想象一下未来的医生诊所，正如消费者数字健康公司 Livongo 的执行主席格伦·图尔曼（Glen Tullman）在《福布斯》杂志上的一篇文章中所描述的那样："想象一下，你在智能手机上收到一条信息——你的医生想要见你，以确定你的咳嗽是季节性哮喘还是充血性心力衰竭的恶化。"[2] 未来的医生可以提前预约实验室，利用一系列家用检测设备，也可以通过患者智能手机上的应用程序或其他设备，收集任何必要的数据，使面对面的交谈更准确、更高效。

未来，数据会被预先加载并随时可用。期望医生在一次诊疗中完成所有事情是不合理的，尤其是当他们第一次接触患者时，他们知道的信息极其有限。但这种情况将会改变，人们对医生的期望值也会得到调整。并且，这还有一个附加的好处：无论测量结果好坏（当涉及真正帮助医生做出能改善我们健康的决策时，这绝对是有利的），我们无法对数字化医生撒谎。传感器知道我们是否进行了锻炼，我们吃了什么，我们是否服药了。仅仅是这种客观真实性就能推动患者治疗产生巨大的进步。

堪萨斯大学医学中心的拉杰什·帕华（Rajesh Pahwa）博士在接受《健康情报》（*mHealthIntelligence*）采访时，介绍了智能手机或智能手

[1] Josh Baxt, "Data, Data Everywhere, Not a Drop of Insight to Glean?," *MedCity News*, August 25, 2017.
[2] Glen Tullman, "Health Care Doesn't Need Innovation—It Needs Transformation," *Forbes*, December 21, 2016.

表等可穿戴设备是如何帮助他治疗帕金森病患者的："我可以追踪患者几天内的身体运动情况，记录他们出现震颤的次数和严重程度，并将他们的运动情况与左旋多巴治疗方案进行关联，这种药物通常每4小时服用一次。"[1] 数字设备帮助他完善了治疗方案，并改善了患者的生活质量。

当然了，帕华博士的临床判断在这一过程中仍然至关重要，这是不可否认的。我再分享一个医疗保健行业之外的例子，它能更清楚地支持这一观点。1983 年 9 月 26 日晚，苏联军队的斯坦尼斯拉夫·皮特罗夫（Stanislav Petrov）中校正值夜班，监控预警核卫星。根据《华盛顿邮报》对这一情况的描述："突然，警报大作。他面前面板上的一个红色按钮闪烁着'启动'的字样。电脑屏幕显示着'发射'这两个红色的粗体字。"这是在告诉他，美国刚刚发动了一次核攻击。[2]

根据预警系统的提示，美国已经发射了 5 枚导弹。皮特罗夫需要做出决策，是通知指挥官进行反击，还是告诉他们系统出错了。他的直觉告诉他是系统出错了，他对指挥官也是这样说的。皮特罗夫对《华盛顿邮报》说："我心中有种奇怪的感觉。我不想犯错误，我做出了决定。事情就是这样的。"[3]

尽管机器显示与皮特罗夫的直觉判断相反，但他是对的。无论是在可能的核战争中，还是在医生的办公室里，技术并不总是万无一失的，它并不总能给出正确的答案。不过，它确实可以帮助医生做出更好的决策，以

---

[1] Eric Wicklund, "A Parkinson's Doctor Explains How MHealth Is Changing Patient Care," *mHealthIntelligence*, October 2, 2017.

[2] David Hoffman, "'I Had A Funny Feeling in My Gut,'" *Washington Post*, February 10, 1999.

[3] 同上。

我们在几年前无法想象的方式增强医生的能力。像丹尼尔这样的医生，一旦他们接受了这些新的数据来源，就会更有竞争力。而那些不适应这些新变化的医生可能会流失一些患者，尤其是那些希望充分利用新技术的患者。

赋予患者权利

《元素》（*Elemental*）杂志曾撰文介绍了企业家朱莉亚·奇克（Julia Cheek）。[1]奇克在 2017 年美国广播公司的《鲨鱼坦克》（*Shark Tank*）节目中创下了当时的一项纪录：节目评审为她的公司 EverlyWell 提供了一笔100 万美元的投资，这是该节目历史上女性创业者获得的最大一笔投资。EverlyWell 公司销售家用医疗检测套件，这些设备的检测质量与医疗实验室、医生办公室使用的设备质量相同，检测范围从莱姆病到胆固醇异常，再到性传播疾病。该公司只是该领域众多新成员之一。这并不是说该公司销售的技术是新的，而是说现在的患者更希望主动参与到信息收集的过程中。之前，患者通常认为信息收集是医疗保健系统才能做的，现如今，患者有了更多的能力为自己做些什么，因此他们就这样做了。这种意愿与我在本书中讨论的话题紧密相连。

这让我想起已故的杰克·惠兰，我在前言中曾提到他是一位进行自我追踪的癌症患者和研究倡导者，他在 Excel 电子表格中向我展示过他的生物标志物图表，这成了我思考患者方程式的早期灵感之一。有了追踪工具，患者可以比以往任何时候都能更多地参与到治疗中。杰克对临床试验情况的了解程度和他的医生一样，对于他自己的生物标志物情况的了解也

---

[1] Erin Schumaker, "What's Driving the Boom in At-Home Medical Tests?," Medium (*Elemental*), May 15, 2019.

同样如此。事实上，他了解的可能比医生还多。他觉得，如果他能在治疗中有一定的话语权，那么他接受的治疗效果应该会更好，而技术使这一点成为可能。只有真正理解数据的力量，并像医疗服务提供者那样重视数据的患者，才能帮我们将患者方程式思维推向主流。

当然，并不是所有的患者都要像杰克那样，在家里为自己配备仪器并追踪自己的生物标志物，但患者确实需要利用自己的数据，佩戴一个甚至多个设备，并通过数字世界参与到治疗中。患者需要接受教育，了解如何将应用程序、可穿戴设备与药物、手术结合起来，并认真地对待这些设备，而制药行业可以在这方面提供帮助。患者需要明白，在新的医疗保健世界中，信息就是力量。信息可以帮助他们在两次预约诊疗期间保持健康，也可以帮助他们与医疗系统进行合作，找到最佳治疗方法，最终帮助他们过上更长寿、更健康的生活。患者还需要具有科学上的怀疑态度，需要了解并希望看到可衡量、客观的结果，此外还需要知道那些经过客观科学测试的事实和骗人的偏方之间的区别。

罗宾·法曼法尔玛扬谈到了患者作为其医疗团队"首席执行官"的观点，即患者需要将医生、设备和应用程序等更多资源整合在一起，以优化他们的健康和生活。她在一次采访中告诉我："患者现在拥有的信息量是惊人的。[1] 他们可以佩戴临床级别的心电监护仪，该监护仪可以连接到智能手机上，并将信息发送到云端。隐形眼镜可以追踪青光眼的进展，袜子可以测量步态，皮下传感器可以测量血糖，表皮传感器可以测量紫外线辐射。也许你不想查看原始数据，但如果有人工智能可以为你生成一个带有可操作项的仪表盘，且仪表盘上有可操作的项目供你处理，如'我是否应

---

[1] Robin Farmanfarmaian, interview for *The Patient Equation*, interview by Glen de Vries and Jeremy Blachman, February 22, 2017.

该因为脱水而饮用 226 毫升的水'，那么当你遇到问题时，就可以去寻求医疗专业人员的帮助，其他时候则可以进行自我健康管理。"

对罗宾来说，这项技术给了她自由和力量。"如果结果不尽如人意，这不一定是医生的错。医生通常在他们所服务的医疗系统内工作，这可能限制了他们对外部信息的了解。例如，如果他们在斯坦福大学工作，那他们不一定知道学校外的事情，不可能了解世界上所有可用的设备、药物和技术，因为每天涌现的信息太多了，他们难以跟上所有的新发展。"这也意味着患者有责任对自己负责。这听上去可能令人害怕，但也令人放心，因为这意味着患者可以更多地掌控自己的命运。而付款方应该也愿意激励患者通过追踪、倾听、充分参与等方式，尽可能地掌控自己的健康，因为更健康的患者意味着治疗成本会降低。

健康管理平台 WellTok 的主席兼首席执行官杰夫·马戈利斯（Jeff Margolis），在《医疗城市新闻》的一篇专栏文章中谈到了这个问题。想象一下，有两条不同的医疗保健数据路径：第一条是医生应该怎么做来"修复"患者；第二条是患者自己在日常生活中如何"达到最佳健康状态"。马戈利斯写道："我们花了几十年的时间完善第一条路径，但第二条路径呢？"[1] 我们不能忽视患者，事实上，我们需要利用技术为我们提供机会，直接与患者接触，从而帮助患者管理他们的医疗生活。

事实上，图尔曼的公司 Livongo 已经在这样做了。该公司目前涉足糖尿病领域，未来计划扩展到其他领域。[2] 他创办 Livongo 是因为他相信，

---

[1] Jeff Margolis, "How Consumer Data (Not More Clinical Data) Will Fix Healthcare," *MedCity News*, April 9, 2018.

[2] Glen Tullman, interview for *The Patient Equation*, interview by Glen de Vries and Jeremy Blachman, September 3, 2019.

医疗应该遵循过去其他行业一样的道路，通过技术走向简化。他在一次采访中告诉我："现在订机票比以前方便多了，但医疗变得更复杂、更昂贵了。"图尔曼意识到，除了医疗，一切都变得以消费者为中心。自从这次顿悟以来，他一直利用他的风险投资基金投资那些努力创建更智能、更有远见、更互联的健康消费者公司。他希望使用数据将消费者排除在医疗系统之外，把他们当作普通人而非患者来对待。

"我们相信人们会做出正确的决策。"图尔曼说，"我们只需要让过程变得简单且更具性价比。没有人想生病或得到糟糕的护理。现在的问题在于，做出正确决策的过程过于复杂了。我们必须简化流程，以做出正确的决策。"通过 Livongo 公司，图尔曼与医疗领域的现有参与者（保险公司和雇主）合作，为他们的成员和员工提供数据工具，以改善其行为和决策。在糖尿病领域，他不是以高价将血糖检测试纸卖给迫切需要的患者，而是通过提供可操作的建议来赚钱的，从而颠覆了传统模式。Livongo 公司免费提供血糖检测试纸，因为图尔曼相信患者监测血糖的次数不会超过他们的实际需要，他需要为了健康与患者合作，而不是每一步都与他们对抗。

"我们所做的一切都是为了我们的会员。"图尔曼说，"如果你有问题，只要你在屏幕上触摸我们的应用程序，有人就会在 60～90 秒内给你打电话，而且这种服务是全天候的。"这样，人们就不用住院了，他们也会感到更快乐。Livongo 公司只根据会员是否使用该系统来向用户收费，这意味着，如果 Livongo 公司没有提供价值，用户就不需要支付费用。当 Livongo 公司意识到 70% 的糖尿病患者同时患有高血压时，它也将服务扩展到了高血压领域，为患者提供一个综合体验平台。这个平台为患者提供建议，管理他们的糖尿病和高血压以及体重和心理健康，让他们保持健康。Livongo 公司已经构建了世界上最大的血糖信息数据库，它收集数据，并使用由预测性数据驱动的科学技术来确定向患者提供哪些信息，以帮助他们更好地管理健康状况，如告诉他们何时监测血糖、何时吃东西、何时多喝水等。它每年可以为每位用户节省超过 1 000 美元的治疗费用，并能显著改善他们的糖化血红蛋白水平和其他健康指标。

尽管这个数据库并不是一个人工胰腺，但与可能被患者忽视的笨重的或侵入式设备相比，它更为简便。它是一个通过数据进行智能应用的解决方案，Livongo 公司称其为"应用健康信号"。它旨在改善患者健康，方便患者在家中使用或随身携带使用。

2019 年底，这个行业的各个方面已经开始整合：共享数据的合作，报销模式开始反映出数据驱动系统的优势，医生和患者开始参与进来，这一切推动我们走向更便捷的患者方程式世界。后来，新冠病毒感染疫情暴发，改变了一切。接下来，我将在本书最后一章中讨论前 15 章所讨论的观点在传染病的背景下变得多么重要，以及我们该怎样应对疫情结束后的世界。

The Patient
Equation

第 16 章

对疫情的反思：
下一次我们应如何面对

当前的
试验制度
必须改变

THE CURRENT
TRIAL SYSTEM
MUST CHANGE

———

THE PATIENT EQUATION

关于这次流行病，最令人震惊的是围绕着它的谜团。似乎没有人知道它是什么，它从哪里来，如何阻止它的扩散。今天，忧心忡忡的人们都在想，是否还会有下一波危机……①

虽然以上这段话看上去像是写于 2020 年，当时新冠病毒感染疫情在全球蔓延，但实际上它写于 100 多年前，当时正值 1918 年流感肆虐。它来自一篇发表在《科学》杂志上的文章，是我的朋友丽贝卡·多尔奇（Rebecca Doerge）博士发给我的。她是生物学和统计学领域的专家，也是卡内基梅隆大学梅隆科学学院的院长，她为我提供了一些关于 1918 年流感的历史背景资料。

这篇文章是由土木工程师乔治·索珀（George A. Soper）所写，他因识别出 "伤寒玛丽" 是 1906 年纽约市伤寒疫情的感染源而声名大噪。索

---

① George A. Soper, "The Lessons of the Pandemic," *Science* 49, no.1274 (May 30, 1919): 501–506.

珀写道："在对大量统计数据进行研究之前，我们不可能知道感染的人数，也不知道他们的年龄、性别、病情、种族以及这种疾病的并发症和后遗症，更不用说这些事实与预防措施之间的关系了。"①

遗憾的是，在 100 多年后的今天，在新冠病毒感染疫情的背景下，似乎我们理解和预防流行病的能力并没有发生太大的变化，至少变化不大。当然，在过去的 100 多年里，我们的医学知识已经有了极大的增长，用于诊断和治疗的工具也有了很大的进步。而且，如今的世界被技术网络连接在一起，这种技术在一个世纪前甚至是无法想象的。然而，现在防止疾病传播的建议，听上去与 100 多年前关于防止疾病传播的建议仍然非常相似。索珀曾写道："只有一种方式可以真正地预防疾病传播，那就是建立绝对的隔离。必须将有传播病毒能力的人与有可能被感染的人隔离开来，反之亦然。"②

当考虑到自 1918 年以来医学和技术方面取得的突破，以及前几章讨论的众多即将到来的变革时，我现在看到这种观点仍然会感到震惊。的确，我清醒地意识到我们与 100 多年前的思考方式是如此接近。但同时，想到本书前 15 章中的观点可能最终会带来变革，我又感到鼓舞和振奋。

新冠病毒感染疫情在全球的传播以及它对全球造成的破坏，很可能会成为未来几十年历史和科学研究的课题。但即使在今天，我们从这次疫情中已经清楚地意识到，本书中的一些概念是多么重要和有用。作为生命科学和医学领域的专业人员，以及作为日常生活中的个人，我们可以做些什么，以快速地从这次疫情中恢复过来，减少它对人类健康造成的负面影

① George A. Soper, "The Lessons of the Pandemic," *Science* 49, no.1274 (May 30, 1919): 501–506.
② 同上。

响，并确保下一次传染病流行（无论是 100 天后还是 100 年后）有不同的结局？我们应该如何应对病毒直接造成的伤害和间接的影响，如治疗延迟、临床试验被取消或延期，以及由于医院床位和人员短缺使得与疫情无关的疾病患者受到影响？我们能得到哪些经验或教训，以便于对从传染病到遗传病整个范围的疾病进行管理？

重温相图

在纽约地区暴发新冠病毒感染疫情的几周后，我经历了一个令人痛心的时刻。我的一位相对年轻、据我所知身体状况良好的朋友，因为新冠病毒突然去世。当时，人们普遍认为，决定个体是否会遭受此病重症威胁的主要风险因素是年龄和免疫力。人们还认为，如果他们不到 60 岁且免疫系统功能正常、强大，那么他们很可能只会出现类似流感的症状（如果表现出症状的话）。现在我们知道，这种假设是错误的。

也许我的那位朋友只是不走运，但也可能不是这样。当时越来越多的报道显示，亚洲和欧洲也有年轻且继往健康的感染者，后来，我所在的地区周围出现了更多类似的报道。当时，是否存在其他因素可以帮助预测新冠感染者的疾病严重程度，以及这些因素现在是否仍有助于预测，对于在合适的时间为合适的患者提供合适的治疗这一概念至关重要。我们经常将精准医疗与罕见病或癌症联系起来，这没问题，但它同样适用于传染病。在新冠病毒感染疫情这一历史性事件中，包括我的朋友在内的许多人不幸去世，正深刻地说明了这一点。

回顾本书第 9 章讨论的相图，我们可以将年龄和免疫反应看作温度和大气压强的替代指标，即将它们看作初步的坐标轴，尽管这很可能是不正确的。想象一下，横轴上的原点代表一个健康的免疫系统，当你沿着横轴向右移动时，代表免疫系统逐渐受损，如某人因治疗癌症而出现免疫功能减弱；纵轴则代表年龄。这种简化的观点意味着，一个人在图中的位置距离原点越近，那么他因接触新冠病毒而患新冠肺炎并受到严重影响的可能性就越小。

但在我的那位朋友和很多其他患者的案例中，这两个变量是不足以说明问题的。它们似乎没有提供一个有效的数学模型来预测谁需要治疗以及谁可能不需要治疗。那么，我们当时遗漏了哪些信息？或者说在我们尝试更好地了解这种疾病时，可能还遗漏了哪些重要信息？

就像前文讨论过的多维模型一样，我们需要尽可能多地积累数据，以创建类似水蒸气图表的视图，用于展示哪些患者患上了新冠肺炎，哪些患者没有。在理想情况下，我们应该能全面地了解全球每一位患者：谁接触了新冠病毒，谁出现了感染症状，他们是在什么时候生病的，他们接受了哪些治疗，以及他们花了多少时间恢复健康，等等。

然而，就像管理其他疾病一样，由于全球医疗系统的非一体化性质以及传染病本身的特殊性，生成这种详尽的视图并不现实，更不用说我们需要在所有可能的潜在风险因素的组合中找到患者，然后用所有可能的治疗方法来治疗他们，以便在理论的相图模型中查看他们的结果。真实地生成疾病相图不仅不现实，同时也不道德，而且最终也不可能生成，但这并不意味着我们不能尽量做到最好。

我们可以将相图模型应用到现有的数据上，就像杰里·李博士第一次向我描述的那样。然后，我们将制定并测试假设的方程式，用来预测一旦我们知道哪些患者已经接触了新冠病毒，他们需要哪些治疗以及什么时间进行治疗，尤其是在我们等待一种安全、有效且普遍可用的疫苗期间可以这样做。

　　为了做到这一点，我们需要查看关于患病和未患病的人的其他数据，如体重指数、病史，甚至基因组信息。然后，我们可以开始寻找具有相关因素的患者组，这些患者可以与不同的治疗方法和良好的结果相匹配。我们可以创建患者方程式以显示相变，即确定输入变量与如何更好地治疗患者的预测之间的关系。

　　在相图中，我们可以绘制患者方程式，并可视化疾病的进展，如患者体内病毒的数量，也就是病毒载量，就像我们对阿尔茨海默病所做的那样。此外，相图的组合和对疾病进展的思考，可以帮助我们制定数学路线图的起点，以便高效地管理新冠病毒感染疫情。或者，至少我们要比当年应对 1918 年流感时做得更好。

　　本书第 8 章中关于卡斯尔曼病的分析也与此相关。有迹象表明，多个器官或组织的损伤可能与新冠病毒有关。这种损伤本身可能是寻找其他相关疾病的患者方程式的一个关键输入。随着时间的推移，我们将知道这些症状与流行病之间的关系以及如何更好地管理它们。但是，对新冠肺炎进行分型的想法，恰恰说明了精准医疗在新冠病毒感染疫情或在任何传染病的背景下的作用，就像前文提到的例子一样。

相图、传感器和早期预警系统

　　如果医院人满为患，患者可能无法或不愿意去看医生，在这种情况下，我们如何收集所需的数据（或者至少一部分数据）来生成患者方程式？再次提醒，至少有些答案可以在前文中找到。本书的主题——移动设备和传感器的网络，为我们提供了一种不需要患者与医疗护理者之间进行互动的数据来源。这些设备和传感器可以为生成和测试关于新冠感染者方程式中重要因素的假设，为我们提供丰富的数据流。

本书第 4 章介绍了 Ava 手环，它是一款旨在帮助女性怀孕的排卵检测可穿戴设备。Ava 手环使用一组输入数据来预测生育周期，如体温、呼吸频率、静息心率、血流灌注指数和心率变异性。而如果这些变量可以用来预测新冠肺炎症状的转归，并帮助我们更快地确定谁需要治疗、谁不需要治疗，结果会怎样呢？我们能否通过更多可测量的维度，找出哪些因素会影响从居家康复到需要医院干预的转变，从而做出更好的决策，挽救患者的生命？

这些问题并不仅仅是说说而已。在得知 Ava 手环被用于在列支敦士登进行的一项研究后，我联系了 Ava Science 公司的联合创始人凯尼格。该研究可以被视为一种早期预警系统，它正在监测 2 000 人，以确定 Ava 手环追踪的数据是否能比其他方法更快地揭示出新冠病毒感染。[1]

Ava Science 公司的新闻稿声明："潜在的假设是，我们可以创建一种新的算法，即使在没有典型疾病症状出现时，也能在早期阶段识别新冠肺炎。"[2] 这是一种新的算法吗？它听上去非常像一个患者方程式。

事实上，这项研究的愿景超出了早期检测的范围。正如新闻发布会所提及的："如果医疗专家能访问患者过去几周和几个月内的关键生命参数，

[1] "Liechtenstein Study Aims to Help Combat Coronavirus Pandemic," Ava, April 15, 2020.
[2] 同上。

272

那将会怎样？或者，这项研究可以探讨 Ava 手环作为远程连续测量设备，用于必须居家或在护理环境中自我隔离的高风险群体。"[1]

我们可以利用一个原本用于追踪女性生育能力的设备来识别和管理新冠病毒感染疫情，这种想法在前文中已被提及。回想我在那次以卒中为主题的会议上说过的话，如果我们想寻找一个诊断癌症的模型，应该查看心脏病学研究中的数据，反之亦然，即查看那些从患有某种疾病的患者身上收集到的数据，如果他们恰好发展出另一种疾病，那么这对于回顾和检验假设是非常有价值的。

在新冠病毒感染疫情的背景下，我们不知道哪些表型（如生命体征、行为指标或认知指标）可能有价值。生理上的微小变化是否预示着即将出现问题，如体温升高？在患者需要接受治疗的 24 小时前、48 小时前或 72 小时前，我们能检测到什么指标？我们能否将这些数据作为一个因素，以便从多个治疗方案中确定最佳治疗方案？与前文讨论的癌症治疗一样，我们是否可以把这些微小的变化作为额外的输入，以获得更高分辨率的相图，来了解患者对治疗的反应？

除了个人可穿戴设备，还有一些感知机制，其作用范围超出了个体患者。例如，在新冠病毒感染疫情期间，曼哈顿的汽车数量、人口数量和噪声水平与之前相比都有了明显的不同。如果我们不从更大的背景下进行观察，那么任何一辆出租车或任何一个人看起来可能与以前是一样的，但是如果我们观察整个群体，那么差异性是显而易见的——走在大街上和道路上的人数明显减少了。

---

[1] "Liechtenstein Study Aims to Help Combat Coronavirus Pandemic," Ava, April 15, 2020.

如果你知道非必要的商业活动已经停止，人们的社交关系变得疏远了，那么这种观察结果是可以预料的。但如果你不知道这些呢？群体输入仍然存在。如果你在一无所知的情况下走在纽约市的街道上，你会清楚地意识到某些事情出问题了。

当然，这只是一个比喻，它说明生命科学行业（包括我自己）错失了一个巨大的机会。我们本可以在管理甚至控制新冠病毒感染疫情方面发挥巨大的作用，但我们没有这样做，原因在于目前分享的数据太少。同时，这也反映了那次以卒中为主题的会议的思想以及本书第 11 章讨论的数据集的力量。

生命科学行业在全球范围内开展了成千上万项研究，数百万患者积极参与其中。这些研究包含了医学界最精密的数据集，如患者的病史、生命体征（这些研究项目对生命体征的记录频率远高于几乎其他任何研究）、基因组，以及如图 1-1 所示的几乎所有层次的信息。我们还知道这些患者正在服用的每一种药物、他们的并发症，以及几乎只是瞬间出现过的不良反应。然而问题在于，这些临床试验只关注试验所研究的结果指标，以及研究中评估治疗方案的背景。

如果我们知道在不同的治疗领域参与临床试验的患者中，哪些患者被确诊了新冠肺炎，那么我们可以填入多少类似"水蒸气图表"的数据？关于可能的治疗方法和结果，我们还能知道多少？如果我们有办法在新冠肺炎的背景下查看这些数据，寻找症状和体征，在第一批患者被诊断后就检验假设，那么我们不仅可能会拥有一个早期预警系统，还有能力构建一些初步的相图，以确定在诊断患者和选择治疗方案时真正重要的影响因素。

我希望新冠病毒感染疫情能为医疗行业敲响警钟。我们要弄清楚如何使用以上数据，以便下次做得更好。我们不仅可以控制未来疫情的传播，还可以通过对个体进行高保真和高分辨率的观察，更多地了解更大人群的健康管理信息。我们需要更好的方法，通过更广泛的视角来看待研究数据，并与那些自愿参与研究的患者建立联系，突破研究本身的限制。

从广义上说，这也与前文讨论的 Flumoji 项目试图针对流感做的事情相关。Flumoji 项目并没有查看临床试验数据，它关注的是患者的报告和在线活动。当然，我们没有理由不考虑这些因素。如果我们在临床试验数据之上，增加新的数据层次会怎样？如患者在线搜索了什么？他们如何自我报告症状？他们在体温上升的同时，社交媒体活动、电子邮件查看或日常活动的频率都有所下降，这是否比体温上升更有意义？以及这是否表明他们在病情出现之前就感觉更虚弱、更疲惫了，且已经表现出了症状？对此，我们只有在进行检测、分析数据之后，才能知道答案。

这也涉及本书第 2 章所谈论的新的测量类型。在第 2 章中，我介绍了"患者活动范围"这一输入概念，即我们如何在世界中移动，它可以告诉我们更多我们意识不到的健康信息，可能会反映出我们的身体状况。同样，现在我们越来越多地听到"接触者追踪"（contact tracing）这个概念。它通过观察人们在环境中的移动来判断谁可能已经接触到新冠病毒，从而提供建议来让人们调整行动，以避免被感染，或者在人们可能被感染后告诉人们该如何应对。

在思考新冠病毒感染疫情时，日常行为的影响显得尤为重要。事实证明，当讨论人们是否有感染新冠肺炎的风险时，接触新冠病毒并不是一个简单的"是或否"的问题。实际上，个体接触到的病毒量以及初次接触的频次和时间，可能都是决定感染风险和治疗选择的关键因素。至于这是不是一个关键的评估标准，只能由时间来验证。尽管还有许多其他值得考虑的因素，但是否在医院工作对于预测某人是否更容易感染新冠病毒可能同样重要。至少在我身边，似乎很多健康状况良好、相对年轻的医疗工作者患上了新冠肺炎，而如果仅基于年龄和免疫力来预测，我们会认为他们不会受影响。

了解无症状感染者的影响，以及他们与其他疾病（如流感）患者相比排放的病毒量，也可能非常重要。《新英格兰医学杂志》描述了无症状传播是控制新冠病毒感染疫情策略的"致命弱点"。[1] 这可能是为什么人们花了很长的时间才意识到新冠病毒已经无处不在，以及为什么我们需要采取封锁措施来控制它。接触者追踪（前提是要有足够的检测）可以促进经济迅速恢复活力，而不会出现多次反弹的情况。

使接触者追踪变得可靠且普及率高，是一项挑战。而如果各公司愿意共享数据并通过合作寻找最佳前进道路，这一目标将更具可行性。2020年4月，苹果和谷歌共同公布了一项被认为是"罕见合作"的技术，该技术被添加到苹果手机和安卓手机中，用于追踪用户的位置，并通知那些与接触过后来感染病毒的用户的人。[2] 这两家公司表示："苹果和谷歌的所有人都相信，现在是共同解决世界上最紧迫问题的关键时刻。"[3]

为了将新冠感染者的数据转化为可操作、有用、安全且有价值的患者方程式，我们必须要从更广泛的视角来理解这个问题，包括患者、人群、

---

[1] Monica Gandhi, Deborah S. Yokoe, and Diane V. Havlir, "Asymptomatic Transmission, the Achilles' Heel of Current Strategies to Control Covid-19," *New England Journal of Medicine*, April 24, 2020.

[2] Mark Gurman, "Apple, Google Bring Covid-19 Contact-Tracing to 3 Billion People," *Bloomberg*, April 10, 2020.

[3] 同上。

研究、医学、技术，以及可以衡量健康状况的所有尺度。在写这篇文章时，我们并不知道美国的第一个新冠病例具体出现在何时，不知道人群中抗体的普及程度，也不知道新冠病毒在人群中的传播速度。如果我们有一幅内容详尽的新冠病毒感染疫情相图，就可以了解更多信息。因此，我们必须努力去构建它——使用我们可以获取的每一个数据源，建立更明确、更易理解的关联。我们需要专注于患者方程式，且不仅要关注眼前的内容，还要挖掘数据告诉我们的、我们无法立刻看到的信息。

从医院到远程医疗

随着新冠病毒感染疫情的发展，不仅仅是感染者受影响，在整个医疗保健系统中，每个人在每个环节都受到了影响。无论患者是参与临床试验，还是只是想定期体检，医疗保健系统依赖于患者和医疗人员在物理空间上的共处。这是医疗保健系统的一个弱点，且非常明显，以至于人们惊讶地发现，它竟然是通过一场传染病才暴露出来的。疫情期间，许多骨折、轻微的心脏病发作或正在进行癌症治疗的患者不能看医生，他们当然也无法参加临床试验。如今，尽管我们拥有如此多的技术，但仍然期望并要求患者亲自出现在医疗从业者面前，以获得护理。

无论是将患者转介到医院或诊所，还是将医生转移到患者所在的地方，一旦交通不便，医院和诊所人满为患或不安全（或被认为不安全），那么该系统就会崩溃。当医生被期望同时出现在多个地方时，或当防护设备短缺时，甚至当患者在当地药店取药这样简单的事都变得不可能时，该系统的负担会过重，并使情况变得更加复杂。在正常情况下，我们通常会认为医疗系统的容量和可达性是稳定的。但当世界停摆，人们不愿意或不能轻易移动时，这种稳定性就不再存在。尽管我们拥有能提供早期预警和更好决策的先进疾病模型，但我们的医学实践和研究过程在这种情况下依然面临崩溃的风险。

随着人们从新冠病毒感染疫情中逐渐走出来，我们不可避免地会在所有治疗领域看到大量积压的不良后果。我们会看到整体人群变得更加不健康，这不仅因为新冠病毒感染疫情，还因为在疫情期间被中断、被推迟或被遗忘的所有常规和非常规的医疗护理，如癌症筛查、糖尿病管理、药物调整、胸痛检查、年度体检、持续治疗等。当这些医疗护理被延迟时，新冠病毒感染疫情会在不受约束的情况下加剧发展。即使医院开放且医生正常工作（在新冠病毒感染疫情期间，二者都不是确定的事情），当大厅里可能坐着患有高度传染性疾病的人时，人们是不可能前来的，尤其是那些极易受感染的免疫功能低下的人群。

在撰写本文时，这些连锁反应已经变得很明显。发表在《胃肠病学》（Gastroenterology）上的一项新研究报道了新冠病毒感染疫情对纽约市因胃肠道出血入院的患者的影响，该研究发现，这些患者在入院时的血红蛋白和血小板计数比疫情暴发前还低，这意味着他们在家中待了很长时间才接受治疗，他们需要住院的时间更长，需要输血的可能性也更大。[1] 在不同疾病的患者中，我预计会出现以下状况：患者等待的时间越长，病情越严重，他们就需要更多的干预措施才能恢复，而最终因受新冠病毒感染疫情的影响而病情恶化的患者的比例也会更高。

由于新冠病毒感染疫情，医疗保健系统中依赖患者与医生面对面接触

---

[1] Judith Kim, John B. Doyle, John W. Blackett, Benjamin May, Chin Hur, and Benjamin Lebwohl, on behalf of HIRE study group, "Effect of the COVID-19 Pandemic on Outcomes for Patients Admitted with Gastrointestinal Bleeding in New York City," *Gastroenterology*, May 2020.

的诊疗方法必将发生变化。我不愿意称之为"一线希望"，但我们已经看到并将继续看到远程医疗和虚拟医疗的发展。在新冠病毒感染疫情的紧急情况下，许多医生和医院都试图通过电话和视频为患者提供尽可能好的医疗服务，这种做法肯定会延续下去。除此之外，毫无疑问，新冠病毒感染疫情带来的问题将激发我们重新思考如何减少患者与医生面对面接触的需求。

当然，有些事情是人们必须去医院做的，如手术、特定类型的扫描、复杂的输液疗法等。但正如本书中提到的，将医疗设备与药物相结合，实现更自动化的远程护理也是可能的，如糖尿病管理。毫无疑问，向这种模式转变将变得越来越普遍。我们不仅可以将对患者的观察或测量转移到远程环境中，而且越来越多被认为复杂的治疗方法也能以稍微不同的方式在家里进行操作。我认为，医疗设备和药物组合将加速发展，以实现以上这一点。

对此，患者方程式是至关重要的。我们越了解哪些方法有效、哪些方法无效，哪些测量重要、哪些测量不重要，就越能为患者量身定制安全的治疗方案，而且无须让他们面对医生。实际上，更灵活、更持续地提供输液疗法可能会带来更有效的疾病管理，比如，一个类似人工胰腺的设备在非糖尿病场景下运作，可以为患有罕见病的患者精确注入他们所缺失剂量的关键酶。

确实，通过远程诊断和治疗的反馈循环，我们能不断完善治疗过程，使其尽可能有效，从而使治疗范围不再受到医院和诊所容量的限制。整个医疗系统的规模不是由候诊室、治疗室和医生的数量来定义的，而是取决于传感器的可用性和治疗手段本身。这不仅是一线希望，也是未来迫切需要的社会进步。在未来，这些技术不仅可以应用于治疗糖尿病等疾病，还可以应用于整个医疗系统。

加快发展现代化试验设计

当谈到患者不需要亲自到医疗机构看病时，这不仅涉及治疗的问题，也涉及临床试验的问题。在新冠病毒感染疫情的背景下，参与新试验的人数或继续参与之前试验的人数都大幅减少了。

无论是威胁生命的疾病还是慢性病，其研究过程在此期间几乎停滞。根据 Medidata 公司的研究，与 2019 年 3 月相比，2020 年 3 月的全球试验招募人数下降了 60% 以上，每个疾病领域都受到了影响，如癌症这类致命疾病的试验招募人数减少了 50%，像糖尿病这类慢性病的试验招募人数减少了 80%。[1]

试验发起者立即开始担忧他们招募患者的能力，以及研究进度延迟和取消试验所带来的经济损失。为了应对新冠病毒感染疫情，生命科学行业在以下几个方面做出了调整：暂停正在进行的试验的新患者招募，推迟研究，为患者的研究访问提供更长的时间跨度，以及修改研究方案。[2]

我们还发现，在疫情期间，相当多的研究机构将患者转向虚拟 / 远程医疗，而这正是我们可以对未来抱有乐观态度的方面。[3] 本书第 11 章曾讨论了进行虚拟试验的必要性，而新冠病毒感染疫情只是进一步强调了朝这个方向加速发展的必要性。在接受《临床领袖》(Clinical Leader) 的采访时，研究咨询公司临床创新伙伴 (Clinical Innovation Partners) 的创始人克雷格·利普塞特 (Craig Lipset) 表示："我们确实看到研究和医疗领域正在发生巨大

---

① Mark Terry, "Clinical Catch-Up: April 6-10," BioSpace, April 13, 2020.
② "COVID 19 and Clinical Trials: The Medidata Perspective".
③ 同上。

的变化……当新冠病毒感染疫情过去后，我们将会看到创新是否能度过这次危机。"①

2020 年，诺华制药的首席执行官瓦斯·纳拉西姆汉（Vas Narasimhan）在英国杂志《单片眼镜》（*Monocle*）的广播节目上表示："这次疫情在多个方面都起到了巨大的推动作用……扩大了远程医疗的规模……使更多的患者在线上接受治疗。"②

如果没有这种转向虚拟试验的趋势，我们很可能会看到药物获批的严重延迟，甚至即使我们采用了虚拟试验，这种延迟仍然可能发生。如果新冠病毒感染疫情像早期迹象显示的那样，严重减缓了试验进度，那么在没有新思路的情况下，拯救生命的药物的批准可能会推迟数年。因此，我们应该有一种紧迫感，并允许人们有这种必要的新思维，然后使用替代方法为等待治疗的患者提供新的治疗方法。好在监管机构对此持开放态度，而且他们也非常愿意采纳这种方法。

对于前文讨论的"现代化"内容，如虚拟试验、适应性研究，以及用新思维和新技术开放试验设计，FDA 表示持开放态度。据《商业内幕》（*Business Insider*）报道，FDA 的药物评估和研究中心主任珍妮特·伍德科克（Janet Woodcock）博士表示："当前的试验制度必须做出改变。③这场危机表明，我们需要建立更好的临床试验基础设施。"④

---

① Ed Miseta, "Covid-19 Hastens Embrace of Virtual Trials," *Clinical Leader*, March 30, 2020.

② Tyler Brule "The Big Interview," radio broadcast (*Monocle*, May 8, 2020).

③ Andrew Dunn, "There Are Already 72 Drugs in Human Trials for Coronavirus in the US. with Hundreds More on the Way, a Top Drug Regulator Warns We Could Run Out of Researchers to Test Them All.," *Business Insider*, April 2020.

④ 同上。

伍德科克对于第 11 章中讨论的那些更具适应性的试验持开放态度，包括 REMAP-CAP 试验。这是一项新冠病毒研究，它试图利用人工智能找到治疗新冠病毒感染的有效方法，并利用来自 50 多家医院的数据同时测试多种治疗方法。[①] 凯西·罗斯（Casey Ross）写道："这项研究旨在让新冠病毒引起的严重肺炎患者随机接受 4 类不同的治疗：抗生素疗法、流感抗病毒疗法、类固醇疗法，以及一种名为大环内酯类的抗生素疗法——这种抗生素通常用于治疗皮肤感染和呼吸道感染。"[②]

与 I-SPY 2 乳腺癌研究一样，随着试验的进行，越来越多的患者将被分配到更有希望的治疗方案中。据《统计》杂志报道："该试验还将寻求评估输氧和机械通气的不同策略；被测量指标是 90 天内的死亡率。"[③]

也许，新冠病毒感染疫情带来的"一线希望"是使研究者更快地转向新的试验设计方面，更快地接受适应性试验和虚拟数据收集，最终更快地为患者提供更好的治疗。我们需要进行创新研究，以消除我们在药物研发上的滞后，来弥补那些已经暂停治疗的患者，帮助那些在疫情期间没有得到治疗的患者，无论这些患者是患有慢性病、癌症，还是患有未经治疗的心脏病发作和卒中。我担心，由于新冠病毒感染疫情及其产生的连锁效应，需要接受创新疗法的患者数量将会增加，这可能会再次给脆弱的医疗系统带来沉重的负担，除非我们进行正确的改革。

---

① Casey Ross, "Global Trial Uses AI to Rapidly Identify Optimal Covid-19 Treatments," *STAT*, April 9, 2020.

② 同上。

③ 同上。

未来百年

以上所有这些都让我们再次想到了 1918 年流感的状况，以及当时没有、现在仍然没有描绘出的传染病相图。因此，我希望我们可以汇总所有内容，如新的表型、降低医疗保健系统脆弱性的虚拟医学、更好的试验设计、更强大的数据合作，为未来制订更好的计划，以便下一次传染病来临时，我们有更多的工具、更多的信息、更强大的能力来掌控它，防止事情变得像 2020 年那样糟糕。希望有一天，当我们回过头来看这件事情的时候，会发现这是一个所有人最终采取行动、解决问题并创建一个更好的医疗保健系统的转折点。

当然，新冠病毒感染疫情本身并没有改变本书所描述的发展的紧迫性。接下来，我将谈一谈医疗保健系统未来的发展方向，我相信它将为患者提供更多、更好的服务。同时，我也会探讨如何开始采取实际行动，使这一期望成为现实。

穿越 N 维生命科学空间的迷雾

如果说本书要传达什么样的观点或理念的话，那就是我们的健康遵循着一条条特定的路径，它是从我们的 DNA 到我们与世界互动的方式，再到环境对我们的影响等各方面的综合结果。我们就像走在一条穿越森林的小路上，可以观察到我们从哪里来。但请想象一下，如果这条蜿蜒的小路穿越的不是森林，而是一个多维空间，里面有我们现在或将来可能测量到的所有事物，如我们的基因（以及基因的开闭状态）、血液化学成分、血压、器官的功能、思维方式及其对行为的影响，以及更多其他事物，那将会怎样？

森林的地图是二维的，太空中的火箭是沿三维路径飞行的，这些都相对简单。而试图在每一个尺度上设想我们的生物学特征的每个方面在 N 维空间中的"路径"，无疑是一个更大的挑战。但这些路径确实存在，而且我们已经有了新工具，可以追踪它们，并能预测它们的走向。

我们可以用每天留下的数字足迹来填补传统医学知识的漏洞。我们可以利用今天可用的惊人的连接性和计算能力，找出哪些维度的信息与我们的健康未来相关并可以将其预测出来。我们可以简化试图测量和理解所有这一切的问题。我们还可以将研究项目内外已知的患者路径，整合成一张地图。可以肯定的是，这是一张多维地图，但它有明确的边界和线条，可以描绘出何时以及如何保持健康，何时以及如何管理或治愈疾病。

这些路径以及这些地图，就是患者方程式。我们通过数字化的方式，以前所未有的规模创建、收集和组合数据，这将帮助我们发现这些路径，并反向设计它们。这些方法或许一开始并不完美，也不会以自动化的方式为我们的健康护理做出每一个决策，但它们肯定会提高我们的生活质量，延长我们的寿命。

所有这些都为改善我们的健康提供了令人难以置信的机会，并为生命科学、医学实践和医疗业务开启了新纪元。

斯坦福大学基因组学和个性化医学中心的主任迈克尔·斯奈德（Michael Snyder）教授被誉为"世界上追踪生物学特征最多的人"，[1] 在过去的几年里，他一直佩戴着测量他自身和他所处环境的设备。在这个过程中，他通过一种算法诊断出自己患有莱姆病，该算法通过他的数据发现他身体中隐藏着这种疾病的感染信号。[2] 他认为，将遗传信息与外部因子（人每天在环境中接触到的化学物质和有机物）结合起来，可以了解更多我们目前还不了解的信息。他说："我们现在可以做到，在你意识到生病之前

---

[1] Dana G. Smith, "Meet the World's Most Bio-Tracked Man," Medium (*OneZero*), May 8, 2019.

[2] Veronique Greenwood, "The Next Big Thing in Health Is Your Exposome," Medium (*Elemental*), November 5, 2018.

就知道你生病了。"①

　　据《纽约时报》报道，斯奈德和其他一部分人设想，未来的医生不只会进行实验室检测和检查患者的生命体征，他们还将仔细分析患者基因组中的风险因子，并追踪患者体内数以万计的活跃分子。这样一来，未来的医生将早在症状出现之前就能识别出疾病并进行治疗。②这些不同的层次都在以某种方式展示其存在的重要性。斯奈德进行了一项研究，他发现109 名被试中有 53 名被试通过追踪发现了一些关于他们健康状况的有意义的事情，如未被诊断出的糖尿病或心脏病等。

　　发表这项研究的主要作者索菲娅·米丽亚姆·修斯勒 - 菲奥伦扎·罗丝（Sophia Miryam Schüssler-Fiorenza Rose）告诉《纽约时报》："我们回过头去看，会发现在诊断前几个月其数量开始明显增多、在治疗后减少的分子。"③她说："我们认为这些可能是非常有价值的疾病早期标志物。"研究中的一位被试在出现症状之前就已得知自己患有早期淋巴瘤，这个结果来自对该被试免疫系统的测试，该测试测量了其血液中免疫化学物质的水平。④

　　Cue Health 公司正在开发一个"家用迷你医学实验室"，⑤它可以收集人的唾液、血液或鼻拭子，检测疾病，并提供可行的建议。字母表公司（Alphabet）和苹果公司每次发布智能手表新产品时，都会在手表中开发

① Veronique Greenwood, "The Next Big Thing in Health Is Your Exposome," Medium (*Elemental*), November 5, 2018.

② Carl Zimmer, "In This Doctor's Office, a Physical Exam Like No Other," *New York Times*, May 8, 2019.

③ 同上。

④ Dana G. Smith, "Meet the World's Most Bio-Tracked Man."

⑤ "Cue Is a Miniature Medical Lab for the Home," Cloud9Smart, May 20, 2014.

新的健康功能。一份报告宣称，通过对人类的呼吸进行分析，可以发现17种带有生物标志物的疾病。[1]《财富》50强公司中，有38家公司提供某种形式的数字医疗保健服务。[2]但问题是：哪家公司能不仅识别疾病还击败它们？

当然，我们在向前探索的过程中难免会遇到一些陷阱。目前商业领域存在一种幼稚的想法，即认为大数据和机器学习能产生"魔力"，[3]但实际上它们并没有"魔力"，它们只是新技术，碰巧比我们过去思考这些问题的方式先进得多而已。有时，它们似乎确实像魔法。但是，数字技术、数据科学和人工智能并不能脱离现实世界的要求，来证明疗法的安全性、有效性和可靠性。

无论是分子、医疗设备，还是数字疗法，利用基于患者方程式的精准医疗世界观，我们都能比以往任何时候以更精确的方式证明其安全性、有效性和价值。

最有能力引领这场革命的是已经涉足生命科学领域的公司。他们拥有证据生成方面的专业知识，虽然他们使用的技术并不一定是新的，但证据生成的规模是新的，从人群延伸到个体，再到细胞层面，这意味着医疗保健生态系统的新参与者可能需要为患者、医疗服务提供者、监管机构和付款方提供巨大的连接性和处理能力。但是毫无疑问，生命科学行业必须走在前面。

---

[1] Amanda Hoh, "How a Breath Test Could Reveal What Disease You Have," *ABC News*, July 31, 2017.

[2] Don Jones, "Conference Talk at Medidata NEXT Event" (October 2016).

[3] Wikipedia Contributors, "Clarke's Three Laws," Wikipedia, February 1, 2019.

隐私与透明度

到目前为止，本书还没有谈论患者隐私这个问题。当我们试图将医学中由数据驱动的产品和服务推向医疗市场时，这个问题会难住很多人。虽然患者和医生可能都需要一个学习的过程来相信算法提供的健康数据，但我基本上忽略了患者隐私这个问题，因为我认为这个问题还不适合讨论。

这并不是因为它不重要。我们自然应该遵守并充分考虑相关的法律和伦理问题。但是，如果创建一个由患者方程式驱动的未来，能像我期待的那样造福于人类和社会，那么必然会有相关的机制来保护我们的数据和由其产生的信息，以实现全部的社会效益。

值得注意的是，我们必须尊重个人的知情同意权。临床研究的标准伦理仍然适用，我们不应该在未经某人允许的情况下使用其数据，同样也不能在某人未同意的情况下对其进行实验。但坦率地说，这种技术的发展是不可遏止的。它给个人带来的好处无疑会让人们点头同意，同时也会激励政府、监管机构和公司为解决隐私问题拿出可靠的、透明的和可审计的解决方案。

现实情况是，虽然许多人可能不愿意签署一纸声明，允许保险公司查看自己的数据，不希望他们发现自己的饮食不健康，或者发现自己最近的心脏问题，并由此提高保费，但实际上，人们在社交媒体上发布的信息可能已经足够用来发现这些情况了。我们每天发布的数据踪迹的数量太多了，根本控制不了。试图封锁它们注定会失败，就像《侏罗纪公园》中人们对恐龙的控制一样。除非有人愿意完全退出网络，不使用智能手机、计算机、信用卡、电子公交卡，或者不在设有红绿灯摄像头的城市中行驶，否则他们的数据会一直存在，且总会被找到。

其实更重要的是，我们不应该过分在意这个问题，因为在由患者方程式驱动的世界中，外界拥有的数据越多，对我们的帮助就越大。医生和研究人员越了解患者，就越能在合适的时间找到合适的治疗方法来治疗疾病。在电影《千钧一发》中，人们根据 DNA 被划分为不同的等级，所以人们才有动机把别人的基因密码变成自己的。但本书想说明的是，基因只是整个问题的一小部分，就像前文提到的，与表型相比，基因型相形见绌。来自基因的预测只是整体精准医疗图景中很小的一部分。

另外，激励机制最终是·致的，即当我们作为公民和消费者都健康时，政府和医疗保健行业会做得更好。无论你喜欢与否，你的雇主和保险公司都会站在你的健康这一边。如果你身体健康，你对保险公司来说是一个有利可图的客户，对你的雇主来说，你是一个能产生更高收益的员工。当然，这不意味着我认为商业领域的每个人都是善意的，虽然对于生命科学和医疗保健行业的每个人，我通常都是这么认为的。我们暂时可以将人口过剩问题、环境问题与隐私问题归为同一类问题，它们都很重要，但与实现患者方程式的价值不完全相关。从经济的角度来看，让每个人都活得健康、长寿是合理的。尤其是在以价值为导向的医疗保健世界中，医生、理疗师、制药公司以及医疗保健价值链中的每个人，都会因为积极的结果和有效的预防而获得报酬。

下一步是什么

无论你在医疗保健领域扮演什么样的角色，还是你只是希望自己的健康得到关注，我都希望本书能启发你付诸行动。

通过生成一致的人口健康地图来预测个体健康的能力是非常惊人的。

在前文讨论的多维空间中绘制这样的患者方程式，需要产业投资、学术贡献以及个人的同意。对此，每个人都需要扮演重要的角色。我们需要提供数据、资助投资、开发和实践医学，而所有这些都是以患者方程式为中心的。

本书并不想从特别专业的角度来讨论这个主题，书中呈现的采访、轶事和想法，就像一个人的健康数字足迹一样具有趣味性，我希望它们有用，但不可否认，它们仍受到我个人身份和经历的限制。我希望，过去20多年来我在临床研究的数字化革命中心和与之相关的医疗保健生态系统中心所做的工作，能为本书接受采访的人的见解提供可行性的参考。

今天，我们正在治愈一些曾经被认为无法治愈的疾病，并将以前认为是致命的疾病转变为可控的慢性病。我们正在与之前被认为不可能通过药物与之相互作用的分子进行"互动"，制造出看起来像是直接从 20 世纪 60 年代的科幻电影《神奇旅程》(*Fantastic Voyage*) 中进口的医疗设备，并使用我在 20 多年前首次进行实验室研究时难以想象的计算能力和数据类型。

当然，一个简单的论点是：医疗保健和生命科学领域的情况并不理想。大多数国家几乎都还没有开始为每个人提供高质量的医疗服务，更不用说在全球范围内了。研发新药和医疗设备的成本，以及有效地将它们应用到患者身上的激励机制，都是医疗创新向前推进的强大阻力。显然，对于像新冠肺炎这样的疾病，我们是毫无准备的。如果我们能将阻力转化为助力，推动我们向前发展，并得到世界各地数据中心、实验室中的数字力量和生物创新的支持，那我们还能进一步推动医疗保健工具的发展吗？

我们必须共同努力，才能使这种转化成为现实。希望本书能帮助所有人思考如何利用革命性技术和新方法，走向美好的未来。

在完成本书手稿前不久，Medidata 公司被达索系统公司收购了。在美国，达索系统公司的软件彻底地改变了飞机、汽车以及日常事物的设计和制造方式，只要人们环顾所在的房间，就会意识到这些物品背后的设计和制造所涉及的复杂性，以及达索系统公司开发的软件发挥的关键作用。

作为一个产品的生命周期管理平台，达索系统公司想要将其平台的强大功能注入药物和医疗设备的设计和交付领域，就像被收购前的 Medidata 公司所希望的那样。被收购之后，Medidata 公司和我个人在这方面的抱负并没有改变。我们要建立一个从分子到个体，再到群体层面的生命科学建模和研究平台的计划，无疑更有实现的希望了。如今，市场上有了更大的沙盒和更多的计算玩具，如果我要响应自己的号召并付诸行动，我就会清楚地意识到，最初是什么促使达索系统公司对 Medidata 公司产生兴趣的：除了平台、数据和人工智能外，模拟还将在未来的研究、医学和患者方程式中发挥难以置信的作用。

达索系统公司的首席执行官兼副董事长伯纳德·查尔斯（Bernard Charlès）讲述了"虚拟孪生"技术的重要性，这不仅仅是基于他在医疗领域的经验，更是基于他在其他产业中对实际制造的模拟版本的经验。在生命科学领域，我们经常看到，在进入临床试验的药物中，只有很少一部分（或许只有10%）药物能成功地通过所有阶段，最终上市。想象一下，如果制造飞机的成功率与此相当（实际上制造飞机要比药物研发更加昂贵），那么航空行业还能正常运作吗？如果制造出的飞机中只有10%能正常飞行，那肯定是无法让人接受的。但实际上，制造出的飞机几乎都能正常飞行。

　　以上这种类比是否完全恰当呢？肯定不完全恰当。那我们能否从中吸取经验，思考像航空航天这样的行业是如何成功研发、制造出如此复杂的产品，并确保其成功率远高于生命科学领域的？我认为答案明显是肯定的。因此，随着 Medidata 公司和达索系统公司的合并，我们正在努力实现书中提到的想法。基于 Medidata 公司过去 20 多年独立工作的努力，我们可以期待，在药物、细胞、器官、患者等所有维度上，都会出现虚拟孪生。

　　我坚信，虚拟孪生将为我们提供另一个维度，使我们能从每一份患者数据中获得更多的证据。我希望患者方程式与患者模拟相结合，共同助力本书中讨论的以及围绕本书提及的话题向前推进。

　　很不可思议的是，写这本书为我提供了一个与医疗保健行业人士进行交流的绝佳机会，其中有些人是我有幸与之共事的人，有些人则是我仰慕许久的人。我要特别感谢所有抽出时间与我探讨书中的问题和想法，并允许我分享他们的观点的人，他们分别是：唐·贝里、安东尼·科斯特洛、卡拉·丹尼斯、戴维·法杰根鲍姆、罗宾·法曼法尔玛扬、格雷厄姆·哈特福尔、杰米·海伍德、朱利安·詹金斯、斯坦·卡奇诺夫斯基、帕斯卡尔·凯尼格、杰里·李、维纳·米斯拉、T. J. 夏普、艾丽西亚·斯塔利、格伦·图尔曼以及丹尼尔·雅德加尔。

　　感谢杰瑞米·布莱克曼（Jeremy Blackman），他是一位杰出的合著者。没有他的洞察力、合作和坚持，就不会有这本书。

　　感谢我在 Medidata 公司的同事，包括之前的、现在的以及未来加入达索系统公司的同事。他们中的一些人在书中被提及，但我对他们每一个人都心存感激。我们共同完成的工作成了这本书的基石。特别感谢妮科尔·帕里瑟（Nicole Pariser），她在本书的成书过程中发挥了至关重要的作用。也特别感谢孜孜不倦的达娜·苏乔（Dana Suchow），她负责本书的所有对话、审核和烦琐的后勤工作。还要感谢 Medidata 公司的营销团队，尤其是珍妮·李（Jenni Li），她将幻灯片、草图和白板图片转换成书中的图形；也特别感谢黛安娜·尤瑞克（Dianne Yurek），她精心策划了本书的出版并将它交到读者手中。当然，还要感谢我的朋友兼公司联合创始人塔里克·谢里夫和爱德华·池口博士。本书仅仅提到了一部分我们 20 多年前开始的一段旅程，这是一次令人难忘的经历，很难用言语来表达它的深远意义。

感谢卡内基梅隆大学、纽约大学和哥伦比亚大学的教职员工和我的朋友们，是他们赋予我这样的特权，让我能超越学术资历进行教学和合作。这是我最大的乐趣之一，也是本书大部分内容的基础。

感谢我的父母和继父，他们给我的启示、影响和教导都体现在本书中。

最后，感谢我的朋友们，还有这些年来一直容忍我、鼓励我关注科学、技术和 Medidata 公司忠实的兄弟姐妹们：凯蒂、杰西、乌里、迈克、亚当、史蒂夫、安迪、迈克尔、幸代、清次郎、瓦莱里、玛丽亚、帕德玛、凯蒂和丽兹。再次感谢塔里克·谢里夫，我已经和他在同一间办公室、同一家公司一起工作 20 多年了！

未来，属于终身学习者

我们正在亲历前所未有的变革——互联网改变了信息传递的方式，指数级技术快速发展并颠覆商业世界，人工智能正在侵占越来越多的人类领地。

面对这些变化，我们需要问自己：未来需要什么样的人才？

答案是，成为终身学习者。终身学习意味着永不停歇地追求全面的知识结构、强大的逻辑思考能力和敏锐的感知力。这是一种能够在不断变化中随时重建、更新认知体系的能力。阅读，无疑是帮助我们提高这种能力的最佳途径。

在充满不确定性的时代，答案并不总是简单地出现在书本之中。"读万卷书"不仅要亲自阅读、广泛阅读，也需要我们深入探索好书的内部世界，让知识不再局限于书本之中。

湛庐阅读 App: 与最聪明的人共同进化

我们现在推出全新的湛庐阅读 App，它将成为您在书本之外，践行终身学习的场所。

- 不用考虑"读什么"。这里汇集了湛庐所有纸质书、电子书、有声书和各种阅读服务。
- 可以学习"怎么读"。我们提供包括课程、精读班和讲书在内的全方位阅读解决方案。
- 谁来领读？您能最先了解到作者、译者、专家等大咖的前沿洞见，他们是高质量思想的源泉。
- 与谁共读？您将加入优秀的读者和终身学习者的行列，他们对阅读和学习具有持久的热情和源源不断的动力。

在湛庐阅读 App 首页，编辑为您精选了经典书目和优质音视频内容，每天早、中、晚更新，满足您不间断的阅读需求。

【特别专题】【主题书单】【人物特写】等原创专栏，提供专业、深度的解读和选书参考，回应社会议题，是您了解湛庐近千位重要作者思想的独家渠道。

在每本图书的详情页，您将通过深度导读栏目【专家视点】【深度访谈】和【书评】读懂、读透一本好书。

通过这个不设限的学习平台，您在任何时间、任何地点都能获得有价值的思想，并通过阅读实现终身学习。我们邀您共建一个与最聪明的人共同进化的社区，使其成为先进思想交汇的聚集地，这正是我们的使命和价值所在。

CHEERS

湛庐阅读 App
使用指南

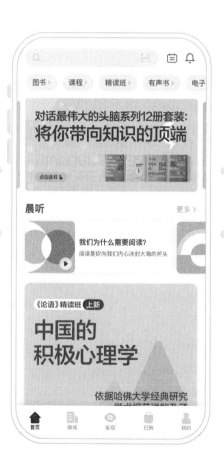

读什么
- 纸质书
- 电子书
- 有声书

怎么读
- 课程
- 精读班
- 讲书
- 测一测
- 参考文献
- 图片资料

与谁共读
- 主题书单
- 特别专题
- 人物特写
- 日更专栏
- 编辑推荐

谁来领读
- 专家视点
- 深度访谈
- 书评
- 精彩视频

HERE COMES EVERYBODY

下载湛庐阅读 App
一站获取阅读服务

THE PATIENT EQUATION by Glen de Vries
ISBN:9781119622147
Copyright©2020 by Glen de Vries.

浙江省版权局图字：11-2024-417

图书在版编目（CIP）数据

精准医疗 /（美）格伦·德弗里斯,（美）杰瑞米·布莱克曼著；何健译 . — 杭州：浙江科学技术出版社，2025. 3. — ISBN 978-7-5739-1648-8

Ⅰ . R4

中国国家版本馆 CIP 数据核字第 2025D87L41 号

书 名	精准医疗	
著 者	[美]格伦·德弗里斯 [美]杰瑞米·布莱克曼	
译 者	何 健	

出版发行 浙江科学技术出版社
　　　　　地址：杭州市环城北路 177 号　邮政编码：310006
　　　　　办公室电话：0571－85176593
　　　　　销售部电话：0571－85062597
　　　　　E-mail:zkpress@zkpress.com
印　刷 天津中印联印务有限公司

开 本	710mm×965mm　1/16		印 张	20	
字 数	302 千字		插 页	2	
版 次	2025 年 3 月第 1 版		印 次	2025 年 3 月第 1 次印刷	
书 号	ISBN 978-7-5739-1648-8		定 价	109.90 元	

责任编辑	余春亚		**责任美编**	金 晖
责任校对	张 宁		**责任印务**	吕 琰